| 제4판 |

건강증진

Health Promotion

신윤희 저

계축문화사

머 리 말

우리나라는 "국민건강증진종합계획 Health Plan 2030"의 비전을 '모든 사람이 평생 건강을 누리는 사회'로 수립하고, 건강생활 실천, 정신건강 관리, 비감염성 질환 예방관리, 감염 및 기후변화성 질환 예방관리, 인구집단별 건강관리, 건강친화적 환경 구축의 6개 사업 분야를 선정하여 각 중점 과제별로 사업내용을 정하고 세부 추진계획을 마련하고 있다. 이처럼 국가가 수립한 국민건강증진의 달성을 위한 지속적인 노력은 과거보다 현재가, 현재보다 미래에 더더욱 절실해질 것이 자명하다.

이러한 필요성에 입각하여 본 저자는 건강증진에 대한 연구를 지속해 오고 있으며, 저자의 건강증진 분야에 대한 연구 관심과 더불어 재직 중인 대학에서 미래의 보건의료인으로서 국민건강증진사업에 중요한 역할을 담당해야 할 학생들에게 '건강증진' 과목을 가르치면서 건강증진에 대한 기본 개념부터 건강증진관련이론과 건강증진프로그램을 기획하여 실제 적용해 보는 것까지를 포괄하는 간결하면서도 필요한 내용이 잘 정리된 교재가 없는 것이 아쉽게 생각되어 저자가 그동안 건강증진 분야에 대해 연구하고 강의해 온 내용들을 모아서 '건강증진' 초판을 2009년 발간하였고, 2011년 6월 보도된 "국민건강증진종합계획 Health Plan 2020"과 현황 변화의 추세를 반영하여 2011년 2판, 2015년 3판을 발행하였다. 건강증진에 대해 다루는 교재는 국가와 세계의 추세를 즉각적으로 반영함이 마땅하므로 각종 현황의 최근 추세를 반영하고 보건의료분야에서 관심이 증가하고 있는 디지털 헬스케어를 비롯한 일부 내용을 보강하여 4판을 발간하고자 한다.

본 저자는 이 책이 국민건강증진 달성을 위해 일선에서 책임을 맡고 있는 보건의료인과 앞으로 보건의료인으로 성장할 학생들이 건강증진에 대한 기본적인 지식과 실무적인 역량을 쌓아 가는데 도움이 되는 안내서가 되기를 감히 기대하면서 이 책을 집필하였다. 부족한 점은 추후 지속적으로 보완해 가면서 앞으로 더 좋은 책으로 만들기 위해 노력할 것이다.

끝으로 이 책의 출판을 위해 애써 주신 계축문화사 사장님 이하 모든 임직원께 깊은 감사의 말씀을 전한다.

2021년 7월

저자 신 윤 희

차례
Contents

제 1 장

건강증진 개요

1. 건강의 개념
2. 건강증진의 개념
3. 우리나라 건강증진 정책
4. 국민 건강증진을 위한 보건의료인의 역할

HEALTH PROMOTION

제 1 장

건강증진 개요

1. 건강의 개념

1) 건강의 정의

건강이란 사전적으로는 '정신적으로나 육체적으로 아무 탈이 없고 튼튼함'의 뜻을 지닌 말로 '질병(disease)이나 병(illness)이 없음'을 의미하는 협의적 정의에서부터 '안녕상태(well-being)'를 의미하는 광의적 정의까지 학자들마다 건강에 대한 정의를 다소 다르게 정의하고 있다. WHO에서 정의한 건강은 '단순히 신체에 질병(disease)과 허약함(infirmity)이 없을 뿐만 아니라 신체적, 정신적, 사회적으로 완전한 안녕상태'를 의미한다(WHO, 1948). 이러한 WHO의 정의는 건강의 다차원성과 총체성을 포함하고 있으며, 생산적이고 창조적인 삶과 안녕에 대한 인식까지 포함하여 정의하고 있다.

Ewles와 Simnett(1992)는 건강의 총체론적인 개념의 다양한 차원을 육체적(physical), 정신적(mental), 정서적(emotional), 사회적(social), 영적(spiritual), 사회와 연결된(societal) 건강으로 구분하였다. 육체적인 건강은 건강의 가장 명백한 차원이고 신체의 기계적인 기능과 관계된다. 정신적인 건강은 분명하고 일관되게 생각할 수 있는 능력을 의미한다. 정서적인 건강은 두려움, 기쁨, 슬픔, 분노와 같은 정서를 인식하고 그러한 정서를 적절하게 표현할 수 있는 능력을 의미하며, 스트레스, 긴장, 우울, 불안에 대처하는 것도 포함한다. 사회적 건강은 다른 사람들과 관계를 맺고 유지하는 능력을 의미한다. 영적인 건강은 어떤 사람에게는 종교적인 신앙이나 실천과 관계되고, 또 다른 사람에게는 개인적인 신념(신조)과 행동의 원칙을 가지고 행하는 것, 마음의 평화를 달성하고 스스로 평화로운 상태에 머물 수 있는 방법대로 살아가는 것을 의미한다. 마지막으로 societal health인데 앞의 다섯 가지 차원은 개인의 수준에서 건강을 고려하였지만 개인의 건강은 그 개인을 둘러싸고 있는 모든 것들과 뒤얽혀서 연결되어 있다. 기본적인 육체적, 정서적 욕구를 충족할 수 있는 자원을 제공해 주지 않는 '병든' 사회에서 건강하기란 불가능한 일이다. 예를 들어 의식주를 위한 필수품이 공급되지 않는 사회에서 사람들이 건강할 수 없고, 기본적인 개인의 권리를 부정하는 정치적으로 심하게 압박하는 나라에서도 역시 건강할 수 없다. 봉급이 있어야 살 수 있는 사회에서 직장이 없는 사람은 건강할 수 없고, 건강관리를 제공받기 위한 시설이나 서비스가 부족하거나 지리적으로 멀어도 건강할 수 없다. 이러한 사회와 연결된(societal) 건강이 충족되어야 개인의 총체적인 건강이 달성될 수 있으므로 이것 역시 건강의 중요한 하나의 차원이 되는 것이다.

2) 질병(disease)과 병(illness)

질병(disease)과 병(illness)은 흔히 구분되지 않고 사용되곤 하지만 다른 의미를 가지고 있다. 질병(disease)은 객관적인 증거로 증명되는 불건강(ill health)의 객관적 상태를 말하는데 예를 들어 특정 검사에 의해 질병의 진단을 내리게 된다. 병(illness)은 건강에 뭔가 문제가 있다는 건강상실의 주관적인 경험을 말하는데 두통이나 어지러움에 대한 호소 등을 예로 들 수 있다. 다시 설명하면, 아무런 증상을 경험하지 못했다 하더라도 검진에 의해 질병(disease)이 진단될 수도 있고, 주관적으로 증상을 경험하고 있어 병(illness)은 있지만 진단에 의해 질병(disease)이 있음이 판명되지 못할 수도 있다. 어떤 사람이 증상을 경험하고 있고 검진을 통해 진단을 받았다면 질병(disease)과 병(illness)의 두 개념이 일치하게 된다.

좀 더 포괄적인 의미로 질병(disease)과 병(illness)을 구분하여 설명하면, 질병(disease)은 자극과 스트레스에 적절히 대처하는 사람의 적응 기전의 실패로 기능적 구조적 손상을 초래하는 것으로 정의할 수 있고, 병(illness)은 사회구조적 틀 내에서 불균형을 이루고 있고 속한 환경과의 관계가 지지적인 관계가 아니며, 질적인 삶을 살아가거나 만들어가는 능력이 어려운 것으로 정의할 수 있다. 병(illness)은 사람의 요구와 그들의 요구를 충족시킬 수 있는 자원이 서로 일치하지 않음으로 특징지어지는 하나의 반응으로 현재 균형상태가 작동하지 않는다는 것을 나타내는 시그널이다. 즉 질병

(disease)은 확인할 수 있는 건강의 이상이 존재함을 나타내는 생의학적인 용어인 반면 병(illness)은 사람의 상태로 사회적, 정신적, 생의학적인 구성요소를 갖는다.

3) Wellness-Illness Continuum

일찍이 제시된 바 있는 건강-질병 연속선(the health-illness continuum)은 건강과 질병의 개념간의 관계를 이분법적으로 서술하고 있다. 중간에서 건강 쪽으로 향해 가는 것은 신체적 · 정신적 건강상태가 향상되는 것을 의미하고, 질병 쪽으로 향해 가는 것은 건강상태가 점차적으로 줄어드는 것을 의미한다. 건강과 질병의 관계에 대한 이러한 설명은 건강의 임상적 모델에 적절하다.

Dunn(1961)은 이처럼 건강과 질병을 반대 개념으로 이분법적으로 설명하는 것에서

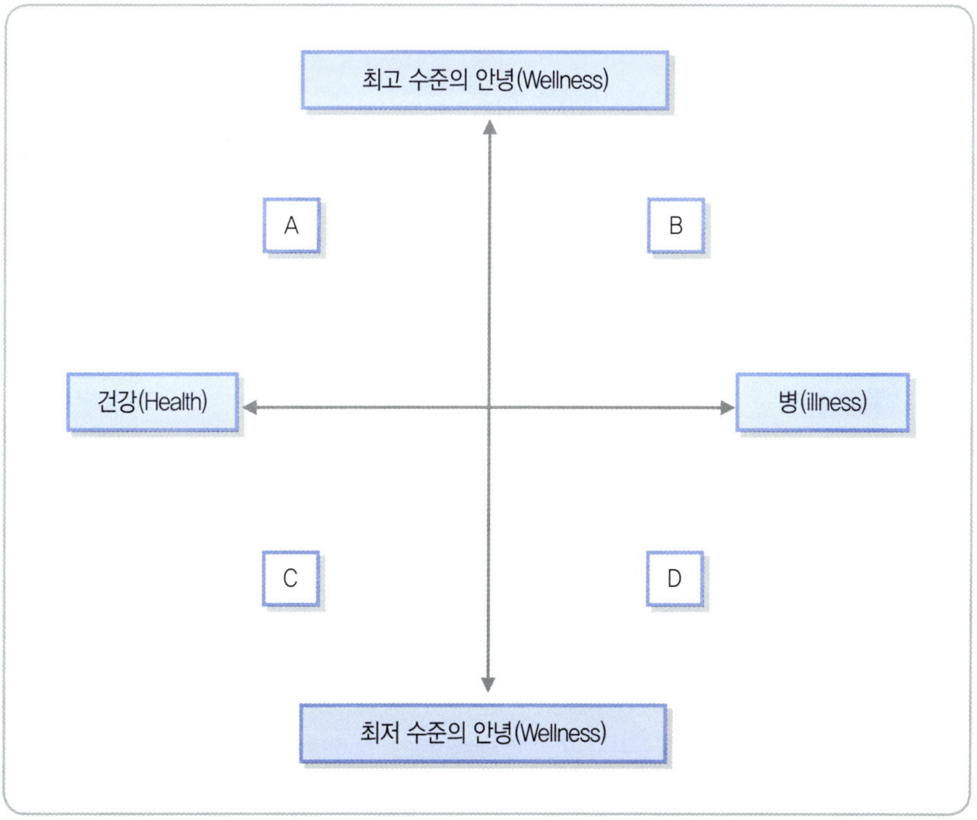

[그림 1-1] Wellness-illness continuum

다른 사람이나 환경과 비교하는 상대적인 건강에 기초하여 대상자를 사정하는 건강-질병 연속선으로 발전시켰다. 최고의 안녕상태라는 두 번째 차원을 추가하였는데 좋은 환경은 최고 수준의 안녕상태가 되도록 하고 좋지 못한 환경은 낮은 수준의 안녕상태로 머물도록 한다. 이것은 사람의 건강상태를 건강의 임상적 모델뿐만 아니라 사회적, 환경적 요소까지 포함하여 설명하는 것을 가능하게 한다. 예를 들어 B 영역에 속한 경우, 말기 질환을 가진 사람이라도 다른 사람들의 지지와 최고 수준의 안녕상태를 실현하면서 죽음을 정서적으로 잘 준비할 수 있음을 의미한다. 반면 C 영역에 속한 경우에는 실제로 질병을 진단받지 않았음에도 불구하고 뭔가 평안하지 않은 상태로 스스로 안녕을 느끼지 못하는 상태에 있음을 의미한다. 즉 최고 수준의 안녕이란 최고의 수준으로 기능하면서 발전하는 것, 잠재력을 최대한으로 발휘하면서 개방적이고 지속적으로 미래를 확장시켜 나가는 것, 전체적인 기능이 통합되는 것 등을 포함한다. 또한 최고 수준의 안녕은 개인적, 사회적 수준에서 건강을 달성해가는 능력과 환경 간의 상호관계성을 강조한다(Edelman & Mandle, 2006)(그림 1-1).

4) 건강의 이미지(Images of Health)

건강에 대해 생각할 때 무엇을 떠올리게 되나? 건강은 개인, 가족, 지역사회에 따라, 개인, 가족 지역사회의 건강목표에 따라, 학문의 이론적 수준에 따라, 발달기적 특성에 따라, 대상자에게 제공되는 중재의 임상실무 틀에 따라 넓고 다양한 이미지를 갖는다. Arnold와 Breen(2006)은 건강에 대한 이들 이미지로 건강을 묘사하고 있는데, 즉 질병의 정반대(the antithesis of disease), 균형상태(a balanced state), 성장(growth), 기능성(functionality), 적합성(goodness of fit), 총체성(wholeness), 안녕(well-being), 초월성(transcendence), 권한부여(empowerment), 자원(resource)이다. 건강의 이들 이미지에 반영된 의미는 건강의 복잡성을 나타내는 것이다. 각각의 이미지를 간단히 설명하면 다음과 같다.

질병의 정반대로서의 건강은 건강과 질병을 정반대의 상태로 보고 건강을 질병이 없음으로 생각한다. 이때 대상자에 대한 평가방식은 질병의 증상과 징후를 사용하여 병의 기준척도 내에서 이루어진다. 건강의 이러한 정의는 인간에 대해 기계론적인 개념으로 묘사한 생의학(biomedical science)이 지배한 결과이다.

균형상태로서의 건강은 건강을 균형(balance) 또는 평형(equilibrium) 상태로 보고 질병을 불균형(disequilibrium)의 상태로 본다. 평형은 많은 요소들의 상호작용으로 달성되는데, 육체적, 생리적, 심리적, 사회적, 문화적, 영적, 정치적, 경제적 영향력이 상호작용하여 각 개인, 가족, 집단, 사회의 독특한 건강의 이미지를 만들어 내는데 기여한다.

성장으로서의 건강은 발달이론가들의 신념에 기초하는데 특정 발달단계에 적절한 특정 발달과업을 성공적으로 달성하는 것을 건강으로 본다. 사람은 성장을 위한 역량을 가지고 있고 성장은 생의 주기를 통해 발달이 계속적이고 체계적으로 일어나는 지속적인 과정으로 이러한 성장은 진보적인 것이라고 생각한다. 특정 발달단계에서의 중재는 그 발달단계에 맞는 최상의 성장을 촉진하는 것이 가장 효과적이라고 믿는다.

기능성으로서의 건강의 이미지는 건강을 중대한 삶의 기능을 달성하는 역량이라고 보는 것이다. 개인에 대한 기능적인 건강양상은 개인이 속한 환경과의 관계에 영향을 미치는 모든 활동을 포함하는데 육체적인 기능은 소화, 수면, 배설, 순환 등이 포함되고, 심리적인 기능은 행동, 의사소통, 정서적인 발달 등이 포함되는데 이들 기능을 달성하는 것이 건강한 개인이라고 정의할 수 있다. 마찬가지로 가족은 육체적, 정서적, 교육적, 사회적 지지를 통해 가족구성원들을 양육하는 역량을 포함하여 기능을 달성하고, 사회는 사회의 발전을 위해 구성원들이 참여하고 구성원들의 요구를 사회가 충족시킬 수 있을 때 활기차게 기능하고 있는 것이 된다. 즉 기능성은 어떤 주어진 과업을 수행하는 능력이라고 설명할 수 있다.

적합성으로서의 건강의 이미지는 건강의 결정요인의 복잡한 그물망 구조를 고려한 것이다. 인간의 생물학적 요소, 환경, 건강관리, 생활양식이 인간의 건강을 결정하는 주요한 네 가지 결정요인이라고 확인되고 있다(Lalonde, 1974). 이들 요소들 사이의 적합성과 영향력이 사람의 건강을 결정하는 요소라는 것을 이해할 필요가 있다. 이 중 특히 개개인의 생활양식이 건강에 미치는 영향에 최근 관심이 집중되면서 건강의 위험요소를 줄이는 생활양식을 선택함으로써 개인의 건강을 유지하고 사망률과 질병 이환율을 줄이고자 하는 노력이 중요시 되고 있다.

총체성으로서의 건강은 치료와 보완적인 건강관리전달체제에서 중심이 되는 것이다. 각 시스템은 동시에 하위시스템도 되고 상위시스템도 된다. 각 개인은 가족의 하위시스템이 되고 개인이 이루는 가족은 사회의 하위시스템이 된다. 또한 각 개인은 자신의 육체적, 심리적, 정신적, 영적, 사회적, 문화적 등의 속성이 하위시스템이 되어 만들어진 상위시스템이 된다. 인간은 부분의 합보다 크고 부분의 합과는 다른 전체로 간주되며 인간 시스템을 더 이상 분리시켜 생각하지 않는다. 건강도 마찬가지로 개인적인 지표에 의해 단순히 결정될 수 없으며, 개인의 건강과 가족, 사회의 건강이 상호의존적인 것으로 입증되고 있다.

안녕으로서의 건강은 WHO(1948)의 건강에 대한 정의에서 언급하고 있다. 건강을 완전한 안녕으로 정의할 때는 건강의 상태를 측정하거나 비교하는 것이 적절하지 않다. Dunn(1961)이 WHO의 정의를 사용하여 최고 수준의 안녕이라는 말로 건강을 확대시켰는데 여기에서 건강은 몸과 정신이 건강한 것뿐만 아니라 가족과 사회 내에서 화목하게 편안히 지낼 수 있는 흥미도 있음을 의미한다. 개인의 최고 수준의 안녕이란 개인이 할 수 있는 한 최대한의 잠재력을 향해 기능해가는 하나의 통합된 체계로 정의할 수 있다. 건강하다고 느끼는 것은 주관적인 느낌이다. 각 개인은 안녕의 느낌을 다른 방식으로 경험한다. 그렇지만 각 개인은 이러한 상태를 달성해 가는 것의 의미를 어느 정도 알고 있고 이해하고 있으므로 그러한 경험에 대한 정확하고 객관적인 정의가 필요하지도 가능하지도 않을 것으로 생각한다.

초월성으로서의 건강은 무제한으로 성장하고 발전해 가는 인간의 잠재성을 고려한 것이다. 건강을 더 큰 우주, 정서적이고 영적인 요인이 통합된 것과 상호연결시켜 바라본다. 우리가 흔히 설명할 수 있는 것보다 더 큰 무엇이 존재한다는 것으로 건강의 영적인 치료 철학을 예로 들 수 있는데 기도, 명상, 집중적인 사고와 같은 방식의 치유능력을 인정하는 것이다.

권한부여로서의 건강은 자신의 건강에 스스로 책임을 질 수 있느냐 또는 얼마나 권리를 갖느냐에 관한 것이다. 즉 권한부여로 건강을 보는 것은 자신의 건강을 결정하는데 기여하는 수많은 그리고 다양한 자기관리 능력을 개인이 가지고 있다는 신념을 포함한다. 대상자가 건강행위를 결정함에 따라 그리고 건강관리 체계가 대상자 중심의 관리를 제공하는데 비중을 두게 됨에 따라 힘은 이동하게 된다.

하나의 자원으로서의 건강은 건강을 살아가는 것의 목적이 아니라 일상생활을 위한 자원으로 보는 것인데 여기서 건강은 육체적 역량뿐만 아니라 사회적이고 개인적인 자원을 강조한 긍정적인 개념이다. 일상 삶의 자원으로서의 건강은 어떤 상태 혹은 절대적인 컨디션이 아니라 삶에서 부딪히는 도전들에 대처하고 스스로 관리하는 역동적인 능력을 의미한다. 매일의 삶을 위한 자원으로서 건강에 대한 이러한 이미지는 지역사회, 사회, 세계의 균형까지 확대된다. 이것은 사회적, 문화적, 정치적 차원을 통합하고 동등하게 대접받을 권리와 건강에 적절히 접근할 수 있는 권리를 가짐을 의미하는 공정함을 포함한다. 개인적이고 사회적이고 전 세계적인 건강은 상호 연결되어 분리할 수 없는 자원이다.

5) 현대사회에서의 건강

현대사회의 특징으로 산업화, 도시화, 능력중심의 개방화와 전문화 등을 언급할 수 있으며, 이로 인해 환경오염, 자원과 인구의 편재, 지나친 경쟁의식과 이기주의, 끝없는 개발로 인한 생태계의 파괴, 물질 만능주의, 인간의 도덕적, 윤리적 가치관의 손상 등을 초래하게 되었다. 따라서 이러한 특징을 지닌 현대사회에서의 건강은 "우리 몸에 질병이나 허약함이 없을 뿐만 아니라 육체적, 정신적, 심리적, 사회적, 윤리적으로 완전한 안녕상태를 지니고, 자신이 속한 환경에서 잘 적응하면서, 스스로의 잠재력을 최대한 발휘하는 것"으로 정의될 수 있다(그림 1-2).

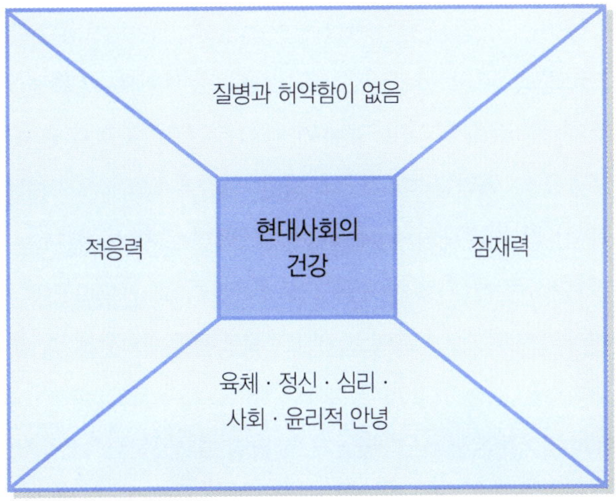

[그림 1-2] 현대사회의 건강

6) 건강에 영향을 주는 요인

이상에서 살펴본 바와 같이 건강에 대한 정의가 관점에 따라 다양하듯이 각 개인이나, 가족, 사회의 건강에 영향을 미치는 요인 또한 매우 다양할 것이다. 그러나 가장 간단히

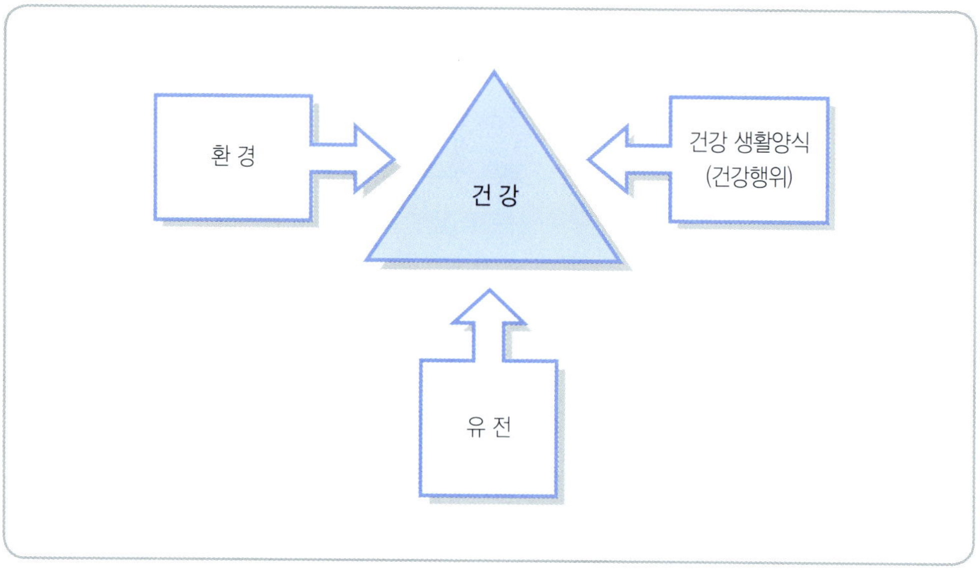

[그림 1-3] 건강에 영향을 주는 요인

포괄적으로 건강에 영향을 미치는 요인을 제시한다면 개인의 유전적 요인, 개인이 처한 환경, 그리고 개인의 건강 생활양식(건강행위)을 들 수 있다(그림 1-3).

개인의 생물학적 유전적 요인은 타고난 것이다. 이는 개인의 노력에 의해서 조절할 수 있는 범위가 제한적이다. 선천적인 질병이나 유전적인 질병을 지니고 태어나는 것은 본인의 의지와는 상관없이 주어진 것이지만 그러한 질병의 위험요인을 줄이고 그 질병을 지닌 상태로 최적의 건강으로 살아가도록 관리하는 것은 개인이 지닌 역량에 따라 가능할 수 있을 것이다.

환경이 건강에 미치는 영향은 매우 폭넓게 설명할 수 있는데 개인이 어느 곳에서 태어났느냐, 어느 곳에서 살고 있느냐 하는 것은 그 사람의 건강에 매우 큰 영향을 미친다. 예를 들어 선진국에서 태어난 사람과 후진국에서 태어난 사람의 건강혜택이 다를 것이며, 깨끗한 자연 속에서 살고 있는 사람과 오염된 환경 속에서 살고 있는 사람의 건강에 미치는 영향이 다를 것이다. 또한 그 사람이 속한 가족 환경이나 사회 환경 역시 건강에 중요한 영향을 미치는데 그 가족이나 사회가 개인의 건강에 지지적인 환경인가, 건강의 중요성을 인식하고 관리를 제공하는 환경인가, 환경 내에서의 관계가 원활한가, 개인이 그 환경 속에서 충분한 역량을 발휘하면서 살아가고 있는가 등이 개인의 건강에 무척 중요한 영향을 미친다.

마지막 건강 생활양식(건강행위)은 개인이 건강에 대한 의지를 가지고 건강하기 위해 스스로 가장 많은 노력을 기울일 수 있는 영역이며, 의료인이 대상자의 건강을 위해 가장 큰 관심을 가지고 도와줄 수 있는 중요한 영향 요인이다. 최근 높은 사망률을 보인 질병들을 보면 건강행위를 제대로 했다면 예방할 수 있었던 질병들이 주류를 차지하고 있다. 따라서 의료인들은 대상자로 하여금 건강에 부정적인 영향을 미치는 건강위험행위(음주, 흡연, 물질사용, 무절제한 성생활 등)는 줄이고, 건강에 긍정적인 영향을 미치는 건강증진행위(운동, 균형적인 영양섭취 등)는 격려하여 건강 생활양식이 개인, 가족, 사회의 건강에 바람직한 결정요인이 되도록 하여야 한다.

2. 건강증진의 개념

1) 건강증진의 역사

건강증진이라는 용어는 생의학적 모델에 기초한 건강관리의 한계, 즉 의학기술이 발전하고 의료소비가 증가하였으며, 건강관리에 대한 접근성이 늘어났음에도 불구하고 건강상태의 향상은 여전히 미미하다는 자각을 하게 되면서 대두되기 시작하였다. 1970년대 들어서면서 사망률을 증가시키는 주요 원인이 되는 질병이 급성 전염성 질병이 아니라 심장병과 같은 만성 성인병이나 사고 등이 높은 비중을 차지하고 있는 결과로 인해 더 이상 보건정책이 임상의료 서비스에만 국한해서는 안 된다고 인식하게 되었다. 이러한 건강문제의 해결은 보건교육을 통한 개인의 건강 생활양식의 실천이 중요하고 건강의 책임은 궁극적으로 스스로의 생활양식을 변화시키려는 개인 각자에게 달려있음을 인식하게 되었다.

건강증진이라는 개념이 처음 공식적으로 표명된 것은 1974년 캐나다의 Lalonde 보고서와 1979년 미국의 'Healthy People'이다. 1974년 "캐나다 사람들의 건강에 대한 새로운 견해"라는 제목의 Lalonde 보고서는 생의학적인 중재, 예를 들어 의사의 치료서비스, 병원 서비스, 약물치료 등이 개인의 안녕과 인구집단의 건강상태의 수준을 향상시키는데 최우선적인 책임을 담당하지 않는다는 것을 주요 개발 국가에서 최초로 인정한 것이다. 그 후 'Lalonde report'로 알려지게 되었고, 개인의 건강에 상호의존적으로 책임을 갖는 네 가지의 건강 영역을 제시하였는데, 그것은 환경(environment), 인간 생물학(human biology), 생활양식(lifestyle), 보건의료조직(health care organization)으로 이들이 함께 고려되어야 한다는 견해를 제시하였다. 1979년 미국의 건강증진과 질병예방에 관한 보고서(Health People:Surgeon General's Report on Health Promotion and Disease Prevention) 역시 개인의 부주의한 습관 및 오염된 환경과 유해한 사회적 환경이 인간의 생명을 위협하고 있다고 함으로써 Lalonde 보고서와 유사한 입장을 보여주었다.

이후 1978년 구소련 알마아타에서 '2000년까지 모든 사람을 건강하게'라는 알마아타 선언을 선포하게 되었고 이를 위해 일차보건의료(primary health care)라는 개념을 채택하여 모든 국가가 국민의 기본적인 건강을 보장하기 위해 국가 보건의료체계 내에서 책임을 지고 실천하도록 촉구하였다.

알마아타 선언 이후 1986년 WHO가 건강증진에 대한 제1차 국제회의를 캐나다의 오타와에서 개최하면서 세계적인 차원에서의 건강증진 운동이 본격화되었다. 이 회의에서 '건강증진에 대한 오타와 헌장'을 공표하였는데 이는 그때까지 다양하게 정의되어 오던 건강증진의 개념을 "사람들로 하여금 자신의 건강에 대한 통제를 증가시키고 개선하게 하는 과정(Health promotion is the process of enabling people to increase control over, and to improve their health.)"이라고 정의하였으며, 건강증진을 위한 세 가지 기본적인 전제조건(prerequisites)과 이 전제조건을 지지하는데 핵심이 되는 주요 활동 영역 다섯 가지를 다음과 같이 제시하였다(표 2-1).

1988년 호주 아데레이드에서 개최된 건강증진에 대한 제2차 국제회의에서는 건강보

[표 2-1] 건강증진의 기본전략과 활동영역(WHO, 1986)

건강증진의 기본전략
• 옹호(advocacy) : 건강을 위해 필수적인 조건을 창출한다. • 가능하게 함(enabling) : 모든 사람들이 자신의 최대한의 건강잠재력을 달성하도록 한다. • 조정(meditation) : 건강을 추구함에 있어 사회 내 구성원들 간의 상이한 관심을 중재한다.
건강증진의 주요 활동영역
• 건강한 공공정책 수립 : 건강에 이로운 정책을 입안한다. • 지원적인 환경 조성 : 바람직한 환경을 만들어 간다. • 지역사회 활동 강화 : 지역사회가 역량을 가지고 건강관련 활동을 활성화한다. • 개인적인 기술 개발 : 각 개인이 자신의 건강증진에 필요한 기술을 개발한다. • 보건의료 제도의 방향 재설정 : 모든 제도가 건강증진을 지향하도록 한다.

건정책을 위해 우선적인 네 가지 주요 영역으로 여성건강의 지지, 식품과 영양, 담배와 알코올, 지원적인 환경의 창출을 확인하였다. 1991년 스웨덴 선즈볼에서 개최된 제3차 국제건강증진회의에서는 건강에 대한 지원적인 환경을 주제로 건강에 해를 주기보다는 지지적인 환경(물리적, 사회적, 경제적, 정치적 환경)을 창출하기 위해서 모든 사람들이 참여하여 각자의 역할을 다해야 한다는 것을 인식하면서 이를 위해 많은 예시들과 접근 방법들을 확인하였다. 제4차 국제건강증진회의는 1997년 인도네시아 자카르타에서 개최되었는데 지금까지 공공부문 중심으로 진행되던 것에서 더하여 이 대회에서 처음으로 민간부문이 동반자로 관여하였다. 이 회의에서는 건강증진의 효과를 검토, 평가하였고, 건강증진을 달성하기 위한 혁신적인 전략을 확인하였으며, 세계적인 도전들을 충족시키기 위한 동반자 관계의 개발을 촉구하였다. 여기서 21세기 건강증진을 위한 우선순위를 첫째, 건강을 위해 사회적 책임을 증진한다. 둘째, 건강개발을 위해 투자를 증대한다. 셋째, 건강을 위해 동반자 관계를 굳건히 하고 확대한다. 넷째, 지역사회의 역량을 강화하고 개인의 능력을 증대한다. 다섯째, 건강증진을 위한 인프라를 확보한다. 로 제시하였다.

그 후 제5차 회의가 2000년 멕시코 멕시코시티에서 "건강증진 : 형평성의 격차에 교량 역할을 하는 것"이라는 주제로 개최되었는데 여기서는 여섯 가지 기술적인 주제에 대한 토론이 있었다. 그 주제들은 '건강증진을 위한 근거 기반 강화, 건강을 개발하기 위한 투자 증대, 건강을 위한 사회적 책임 향상, 지역사회의 역량 강화 및 개인과 지역사회의 능력 증대, 건강증진을 위한 인프라 확보, 건강증진에 대한 기준을 가지고 건강 체계와 서비스에 새로운 방향 제시' 이었다. 2005년 태국 방콕에서 제6차 회의가 개최되었는데 여기서는 건강증진을 통해 하나의 세계로 확대된 현 세계에서 건강의 결정요소를 다루기 위해 필요한 활동, 책임, 공약을 확인하였다. 지역사회에 권한을 부여하고 건강과 건강의 공평성을 향상시키기 위해서는 세계적, 국가적 개발의 중심에 정책과 파트너십이 있어야 함을 단언하였다.

2009년 케냐 나이로비에서 개최된 제7차 회의에서는 건강의 결정요소에 영향을 미칠 수 있는 개인과 집단의 활동을 장려하는데 있어서 건강지식(health literacy)의 중요성을 확인하였다. 앞으로 건강지식의 중재는 단지 정보 확산에만 전념하는 것에서 더 나아가야 한다. 정보를 형성할 수 있는 방법에 집중해야 하고, 그 정보를 어떻게 누가 접근하며, 어떻게 비평적으로 분석하고, 실제 지역사회 활동이 일어나는데 어떻게 더 효과적으로 사용할 수 있는지에 집중해야 한다. 이러한 이해를 바탕으로 건강지식의 발전을 위한 4가지 주요 전략을 강조하였는데, 이는 정보와 커뮤니케이션 기술을 통한 건강 정보에의 접근 증진, 역량향상을 통한 건강정보 사용 증진, 다 학제간 협동을 통한 정보 교류, 건강지식의 수준향상을 위한 측정과 보고과정의 적절한 방법 개발이다(WHO, 2011).

2013년 핀란드 헬싱키에서 개최된 제8차 회의의 주제는 "모든 정책에 건강 Health in All Policies (HiAP)"이었고, 초점은 어떻게 수행할 것인가에 관한 것으로 여섯 개의 하부 주제로 구성되어 있었다. 이 회의는 아래 내용을 목표로 하였다.

① 배운 경험과 교훈의 교환을 촉진하고 부처 간 활동을 향상하기 위한 효과적인 방법에 대해 지침을 제공한다.

② 장애를 다루기 위한 접근방식을 점검하고 모든 정책에 건강(HiAP)을 구현하기 위한 역량을 구축한다.

③ 모든 정책에 건강(HiAP)을 통해 건강의 사회적 결정에 대한 위원회의 권고사항을 이행할 수 있는 기회를 식별한다.

④ 모든 정책에 건강(HiAP)에 투자하기 위한 경제적, 발달적, 사회적 사례를 확립하고 검토한다.

⑤ 일차보건의료의 부활과 혁신에서 건강증진의 기여를 다룬다.

⑥ 오타와 회의 이후 건강증진의 진전, 영향과 업적을 검토한다(WHO, 2013).

2016년 제9차 상하이 회의에서는 '2030년까지 세계의 지속가능성을 위한 UN 개발과제[United Nations Sustainable Development Goals (SDGs)]에서 건강증진의 역할 선언(Shanghai Declaration on promoting health in the 2030 Agenda for Sustainable Development)'을 채택하고 건강과 웰빙이 지속가능성의 필수요건이며, 지속 가능한 개발목표의 실행을 통해 건강을 증진해야 한다는 점, 좋은 거버넌스(good governance)가 건강에 필수적이라는 점, 도시와 지역사회가 건강을 위해 중요한 세팅이며, 건강정보 이해능력(health literacy)이 형평성을 강화하고 촉진한다는 점 등을 확인하고 선언문을 채택하였다(WHO, 2016; 박윤형, 2016).

2) 건강증진의 정의

건강증진의 개념을 이해하기 위해서는 앞에서 소개한 건강의 개념에 대한 이해가 선행되어야 하며, 또한 위에서 제시한 건강증진의 역사를 살펴봄으로써 건강증진이라는 개념이 어떤 내용들을 포함하고 있는지를 어느 정도 파악할 수 있다. 아직 모든 사람들이 합의하는 일치된 정의는 없지만 많은 학자들이 각자의 분야에서 다양하게 건강증진을 정의하고 있다.

(1) Green과 Kreuter(1990)

건강증진은 건강에 도움이 되는 생활양식의 실천을 위한 교육적, 환경적 지지와 선행조건들의 조합이다.

(2) O'Donnell(1989)

건강증진은 사람들이 최적의 건강상태로 향하도록 그들로 하여금 생활양식을 바꾸도록 돕는 과학이고 예술이다. 여기서 최적의 건강은 육체적, 정서적, 사회적, 영적, 지적 건강의 균형으로 정의된다. 생활양식의 변화는 첫째, 인식을 증가하고, 둘째, 행동을 바꾸며, 셋째, 건강을 실천하는데 유리하도록 지지적인 환경을 창출하려는 노력의 조화에 의해 촉진될 수 있다. 이 세 가지 중에서 지지적인 환경이 지속적인 변화를 산출하는데 있어서 아마도 가장 크게 영향을 미칠 것이다.

(3) WHO(1986)

건강증진은 사람들로 하여금 자신의 건강에 대한 통제를 증가시키고 개선하게 하는 과정이다.

(4) Downie, Fyfe과 Tannahill(1990)

건강증진은 건강교육, 예방, 건강보호의 부분적으로 일치하는 영역들을 통해 긍정적인 건강은 향상시키고 나쁜 건강은 예방하는 일련의 노력들로 구성된다고 정의하였다. Downie, Fyfe과 Tannahill(1990)이 제시하는 건강교육, 예방, 건강보호의 서로 중복되는 영역에 대해 살펴보면, 건강교육(예를 들어 흡연이 건강에 미치는 영향에 대해 학생들에게 교육하는 것)은 건강의 향상에 도움이 되는 방향으로 지식, 신념, 태도, 행위를 변화시키는 것을 목적으로 개인 또는 집단과 의사소통하는 활동이다. 건강교육은 하나의 부분집합이지만 건강증진의 중요한 구성요소이다. 질병예방(예를 들어 안전벨트 착용)은 위험요소를 산출하는 질병과 접촉하는 것을 피하기 위한 목적으로 구체적인 중재

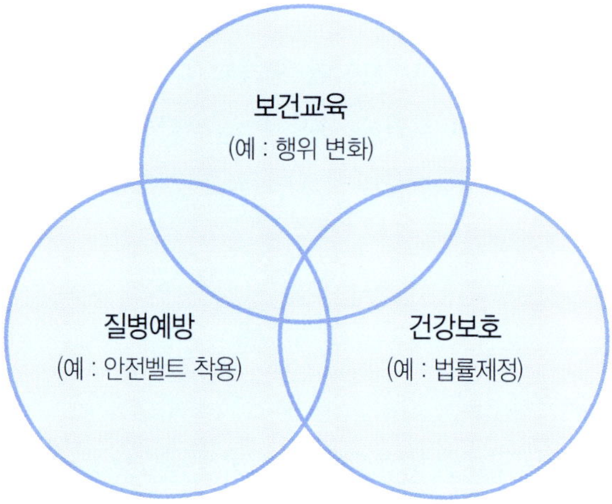

[그림 2-1] Downie, Fyfe & Tannahill's model

를 하거나 질병과정의 해로운 결과를 최소화하는 것을 목적으로 치료하는 것을 포함한다. 이것은 보통 일차예방, 이차예방, 삼차예방의 세 가지 수준으로 구분된다. 건강보호는 개인의 통제를 넘어서는 요소들로 유도되는 집합적인 활동들을 포함한다. Tannahill은 이것을 좋지 못한 건강을 예방하거나 안녕을 긍정적으로 증진시키는 것을 목적으로 하는 실무의 법적 또는 재정상의 통제, 다른 규정(법규)이나 정책, 또는 자발적인 규범이라고 정의하였다(그림 2-1).

Leavell과 Clark(1965)이 제안한 예방의 세 가지 수준을 구체적으로 살펴보면, 일차예방(primary prevention)은 위험요소에 노출되는 것을 예방하거나 위험요소에 대한 개인의 저항을 증진시키는 것, 질병이 발병하는 것을 예방하는 것이다. 여기에는 예방접종, 아직 질병이 없는 사람들에게 건강생활양식을 증진시키는 것 등이 포함된다. 이차 예방(secondary prevention)은 질병이 분명하게 발현하기 전에 전조 조건을 확인하고 치료하는 것, 확정된 질병을 조기에 치료하는 것이다. 어떤 질병의 진행을 중지시키는 것이 목적이고 무증상인 상태일 때 바람직하게 대처하는 것이다. 흔히 질병이 심해지기 전 상태 또는 무증상인 질병을 발견하기 위한 검진을 의미한다. 이것은 고혈압을 치료함으로써 뇌졸중을 예방하는 것, 자궁경부암 검진(pap smear), 유방암 검진

(mammography), 어린이의 잠복고환 검진 등이 포함된다. 삼차 예방(tertiary prevention)은 사망률, 이환율, 합병증, 불구 등의 예방 혹은 줄이는 것이다. 질병이 발견되었을 때 이를 치료하고 사회적 지지를 제공함으로써 최대한 잠재력을 발휘하도록 대상자를 돕고 병원과 지역사회 기관을 알선하며, 재활이 필요한 사람들을 외면하지 않고 활용하도록 공공과 기업들을 교육하는 것이다. 예를 들어 뇌졸중 후의 재활, 당뇨관리 등이 포함된다.

(5) 건강증진이란

건강증진을 좀 더 분명하게 정의하기 위해 건강증진과 유사한 개념인 건강보호와 건강증진을 비교하여 살펴보면, 건강보호는 현재의 건강상태를 유지하는 것이며, 건강증진은 질환치료로부터 건강위험에 대한 보호를 포함하여 최선의 건강을 유지하면서 신체기능 향상과 정신적 능력까지 향상시키는 것으로서 현재의 건강보다 더 나은 건강향상을 의미한다고 볼 수 있다. 건강증진과 건강보호 또는 질병예방 간의 가장 중요한 차이는 개인과 집단의 행위 아래 깔려 있는 동기가 다르다. 건강보호는 질병을 적극적으로 피하고 조기에 발견하거나 질병으로 인한 제약 가운데 기능을 유지하려는 욕구가 동기인 반면, 건강증진은 안녕상태를 증진시키고 인간의 건강잠재력을 실현하려는 욕구가 동기이다. 즉 건강보호는 특정 질병이나 손상에 대한 것이지만 건강증진은 그렇지 않고, 건강보호는 동기화된 '회피법'인데 반해 건강증진은 동기화된 '접근법'이며, 건강보호는 건강이나 안녕을 해치는 일을 저지하려는 노력인 반면 건강증진은 건강의 긍정적 잠재력을 확대하려는 노력이다. 다시 말해 안정화 경향에 기초를 둔 건강보호는 주된 질문이 '질병과 손상을 피할 수 있는 조건은 무엇인가?'인 반면, 실현화 경향에 기초를 둔 건강증진은 주된 질문이 '최적의 건강으로 향하도록 이끄는 조건들은 무엇인가?'이다.

결국 건강증진의 정의가 '정확하게 이것이다'라고 말할 수 있는 합의된 정의는 없지만 건강증진은 건강교육, 질병예방, 건강보호의 개념을 포함하는 폭넓은 개념으로 개인 또는 사회가 최적의 건강상태에 도달하도록 스스로 변화하는 것이며, 개인 또는 사회가 스스로의 역량을 최대한 발휘하여 최적의 건강상태에 도달할 수 있도록 제도적, 정책적으로 지원적인 환경을 조성해 주는 것을 포함한다.

3. 우리나라 건강증진 정책

1) 우리나라 인구현황

우리는 앞서 건강에 영향을 미치는 세 가지 요인, 즉 개인의 유전적 요인, 개인이 처한 환경, 개인의 건강생활양식(건강행위)에 대해 살펴보았다. 개인이 처한 중요한 환경으로서 국가는 모든 국민이 건강하고 안정된 삶을 살 수 있도록 보장할 책임이 있으며, 이는 국가가 지향해야 할 목표이자 과제이다.

산업 및 의료가 발전하고 국가경제가 부강해짐에 따라 생활수준이 향상되었으며, 전 국민 의료보험의 실시, 의료기술의 발전 등 보건의료 환경이 개선되면서 2019년 우리나라의 평균수명은 전체 83.3세, 남자 80.3세, 여자 86.1세(World Health Statistics, 2021)로 빠른 속도로 증가하고 있다. 그러나 생활수준 향상에 따른 생활양식의 변화와 평균수명 증가로 인한 인구의 고령화는 만성 퇴행성 성인질환(일종의 생활습관병)의 증가로 인한 건강문제를 야기하면서 건강한 삶의 질을 저하시키고 장기간의 치료로 인한 의료비의 부담을 가중시키고 있다.

따라서 얼마나 오래 사느냐보다는 이제 얼마나 건강하게 삶을 사느냐가 더 중요한 시대가 되었으며 선진국에서는 평균수명(average life ex-pectancy)보다 건강수명(healthy life expectancy)을 더 의미 있는 지표로 간주하고 있는데 건강수명이란 전체 평균수명에서 질병 또는 부상의 경중에 따라 활동에 지장을 받을 정도로 건강이 나빴던 기간을 뺀 건강한 삶을 유지한 기간, 단순히 얼마나 오래 살았느냐가 아니라 실제로 활동을 하며 건강하게 산 기간이 어느 정도인지를 나타내는 지표를 말한다. WHO의 World Health Statistics에서 발표한 우리나라의 2019년 건강수명은 73.1세이며, 세계에서 건강수명이 가장 긴 국가는 일본으로 74.1세이다(World Health Statistics, 2021). 우리나라 통계청 조사에 의하면 생산가능인구(15~64세)에 대한 유소년인구(0~14세)와 고령인구(65세 이상)의 합의 백분비로 인구의 연령구조를 나타내 주는 지표인 총부양비(생산가능인구 1백명당)가 2015년 36.2에서 2021년 39.6으로 꾸준히 증가하고 있으며, 이러한 증가속도는 점점 더 빨라져서 2038년에 70명을 넘고, 2056년에는 100명을 넘어설 전망이다(통계청, 2021). 통계청이 발표한 '2017~2067년 장래인구 특별추계 결과'에 따르면 총부양비는 2017년을 기점으로 계속 상승할 전망이다. 몇십 년 뒤에는 경제협력개발기구(OECD) 회원국 가운데 인구 부양 부담이 압도적으로 가장 큰 국가가 된다. 이는 65세 이상 고령 인구는 폭발적으로 증가하는 반면, 경제활동을 하는 인구는 계속 줄어들면서 나타나는 결과이다(중앙일보 2019.03.28.). 그리고 우리나라 고령 인구비율이 2015년 12.8%에서 2021년 16.5%로 증가하고 있고, 유소년인구(0~14세) 100명에 대한 고령인구(65세 이상)의 비를 나타내는 노령화지수 역시 2015년 93%에서 2021년 138.8%로 빠르게 증가하고 있다(통계청, 2021). 이는 평균수명 증가에 부응하여 건강수명을 늘려서 급속히 증가하는 고령 인구가 스스로 책임지면서 어떻게 건강하게 살아갈 것인가에 대한 대책이 국가적 차원에서 절실함을 뒷받침하고 있는 자료라고 볼 수 있다.

세계 최고의 사망원인인 비전염성 질병으로 인한 조기 사망이 계속 감소하고 있지만 최근 몇 년 동안 진행 속도가 느려지고 있고, 흡연과 음주, 고혈압, 비만, 신체활동 부족 등의 주요 위험요소가 긴급한 우선적인 맞춤 중재로 제공될 필요가 있다. 2019년 말에 출현한 COVID-19 대유행은 빠르게 인류건강에 전 세계적인 위협이 되어 2021년 5월 1일까지 1억 5천 5백만 명이 감염되었으며, 전 세계적으로 320만 명 이상의 생명을 빼앗아 갔다(World Health Statistics, 2021).

통계청 통계자료에 의하면 우리나라 2019년 특정 감염성 및 기생충성 질환에 의한 사망률은 인구 10만 명당 16.9명인데 반해 사망원인 1위를 차지하는 신생물에 의한 사망은 10만 명당 161.4명, 2위인 순환기계통의 질환은 10만 명당 117.4명으로 우위를 차지하는 것으로 보고되었다(통계청, 2021).

2) 국민건강증진법

위에서 살펴본 통계자료를 토대로 사망원인이 되는 질병의 근본적인 발생이유가 건강에 영향을 미치는 또 하나의 중요한 요소가 되는 개인의 건강생활양식(건강행위), 즉 흡연, 운동부족, 안전사고, 음주 및 스트레스 등과 같은 좋지 못한 생활습관에서 비롯된다는 인식 하에 이러한 질병양상에 대처하기 위한 국가 보건정책의 방향전환이 필요하였다. 따라서 정부는 보건정책의 방향전환을 위한 각종 제도적, 정책적 기반을 수립하고자 노력하여 왔으며 국민의 건강증진을 위한 사업의 기틀을 마련하고 본격적으로 사업을 착수하기 위해 1995년 1월 5일 '국민건강증진법'을 제정하여 1995년 9월 1일부터 시행해 오고 있다.

1995년 제정된 국민건강증진법은 제1장 총칙의 제1조에 그 목적을「이 법은 국민에게

는 남자 30대(38.8%), 여자 20대(42.3%)에서 가장 높았다. 우울감경험률(최근 1년 동안 연속적으로 2주 이상 일상생활에 지장이 있을 정도로 슬프거나 절망감 등을 느낀 분율)은 남자 8.1%, 여자 12.5%로 여자가 남자보다 4.4%p 높았으며, 연령별로는 남자 70대(9.9%), 여자 20대(17.7%)에서 가장 높았다.

아침식사 결식률(만 1세 이상, 표준화)은 2019년 남자 32.2%, 여자 30.4%로 지속적으로 증가하고 있다. 19-29세의 경우 남자 51.0%, 여자 57.4%가 다른 연령에 비해 아침식사 결식률이 높았으며, 그다음으로 남자는 30-49세(42.8%), 여자는 12-18세(43.5%) 순으로 높았다. 만 6세 이상 건강식생활실천율(지방, 나트륨, 과일 및 채소, 영양표시 4개 지표 중 2개 이상을 만족하는 분율)은 44.5%로 전년 대비 2.5%p 증가하였다. 구성 지표인 지방 적정수준 섭취, 과일 및 채소 1일 500g 이상 섭취, 나트륨 1일 2,000mg 미만 섭취, 가공식품 선택 시 영양표시를 이용하는 인구비율이 모두 전년 대비 증가하였다.

만성질환 유병률을 살펴보면, 2019년 만 30세 이상 남성 비만 유병률[체질량지수기준: 체질량지수(BMI, kg/m^2)가 25 이상인 사람의 분율]은 43.1%로 2015년 41.8%에 비해 1.3% 증가하였고, 여성 비만 유병률은 27.4%로 2015년 29.6%에 비해 2.2% 감소하였다. 만 30세 이상 고혈압 유병률(수축기혈압이 140mmHg 이상이거나 이완기혈압이 90mmHg 이상 또는 고혈압약물을 복용한 분율)은 남성 31.1%, 여성 22.8%, 당뇨병 유병률(공복혈당이 126mg/dL 이상이거나 의사진단을 받았거나 혈당강하제복용 또는 인슐린 주사를 사용하거나, 당화혈색소 6.5% 이상인 분율)은 남성 14.0%, 여성 9.5%이었다. 고콜레스테롤혈증 유병률(8시간 이상 공복자 중 총콜레스테롤이 240 mg/dL 이상이거나 콜레스테롤강하제를 복용한 분율)은 남성 21.0%, 여성 23.1%인 것으로 조사되었으며, 연령별 만성질환 유병률은 연령증가에 따라 증가하는 것으로 나타났다(질병관리청, 2020).

5) 청소년건강행태조사

2005년부터 매년 수행하고 있는 청소년건강행태조사는 우리나라 청소년의 흡연, 음주, 비만, 식생활, 신체활동 등의 건강행태를 파악하기 위해 중1~고3 학생을 대상으로 실시하는 익명성 자기기입식 온라인조사이다. 조사 목적은 우리나라 청소년의 건강행태 통계를 산출하는 것이며, 통계 자료는 청소년 건강정책과 건강증진사업의 기획 및 평가에 필요한 기초자료로 활용되고 있다. 조사문항은 2005년 흡연, 음주, 신체활동 등 11

개 영역의 92개 문항을 시작으로 2006년 건강 형평성, 2007년 아토피 · 천식, 2008년 인터넷중독, 2012년 폭력 영역을 추가하여 15개 영역까지 확대하였으며, 매년 120개 내외의 문항 수를 유지하고 있다. 2020년 조사는 흡연, 음주, 신체활동 등 15개 영역의 103개 문항을 조사하였으며, 93개 지표를 산출하였다(질병관리청, 2021).

제16차 2020년 청소년건강행태조사 결과(질병관리청, 2021)에 의하면 2020년 일반담배(궐련) 현재 흡연율은 남학생 6.0%, 여학생 2.7%이었고, 고등학생(남 10.1%, 여 3.8%)이 중학생(남 1.9%, 여 1.5%)에 비해 높았으며, 학년이 올라갈수록 높았다. 남녀학생 모두 2019년(남 9.3%, 여 3.8%)에 비해 감소하였으며, 남학생의 경우 조사 이래로 가장 낮은 수준이었다. 매일 흡연율은 남학생 3.4%, 여학생 1.2%였고, 고등학생(남 6.0%, 여 2.0%)이 중학생(남 0.8%, 여 0.4%)에 비해 높았으며, 남녀학생 모두 학년이 올라갈수록 증가하였다. 여학생의 경우 최근 3년간 유사한 수준이었으나, 남학생은 2019년에 비해 1.4%p 감소하였다. 평생 동안 1잔 이상 술을 마셔본 적이 있는 평생 음주율은 남학생 37.5%, 여학생 29.1%이었고, 고등학생(남 49.6%, 여 39.8%)이 중학생(남 25.1%, 여 18.4%)에 비해 높았다. 현재 음주율(최근 30일 동안 1잔 이상 술을 마신 적이 있는 사람의 분율)은 남학생 12.1%로 여학생 9.1%보다 높았으며, 고등학생(남 18.3%, 여 13.2%)이 중학생(남 5.8%, 여 5.0%)에 비해 높았다. 남녀학생 모두 학년이 올라갈수록 증가 경향이었으며 2019년(남 16.9% 여 13.0%)에 비해 큰 폭으로 감소하였다.

하루 60분 주5일 이상 신체활동 실천율은 남학생 19.9%로 여학생 7.7%보다 높았으며, 중학생(남 22.1%, 여 9.6%)이 고등학생(남 17.8%, 여 5.9%)에 비해 높았다. 최근 7일 동안 학습목적으로 앉아서 보낸 하루 평균 시간은 주중에는 남학생 389.4분, 여학생 445.5분으로 여학생이 남학생에 비해 56.1분 더 길었으며, 주말에는 남학생 202.8분, 여학생 224.3분으로 여학생이 남학생에 비해 21.5분 더 길었다. 최근 7일 동안 학습 이외의 목적으로 앉아서 보낸 하루 평균 시간은 주중에는 229.7분(남 227.3분, 여 232.3분)이었으며, 주말에는 324.7분(남 325.3분, 여 324.0분)이었다. 중학생(주중 236.9분, 주말 337.0분)이 고등학생(주중 222.6분, 주말 312.5분)에 비해 학습 이외의 목적으로 앉아서 보낸 시간이 길었다.

최근 7일 동안 아침 식사를 5일 이상 먹지 않은 학생은 37.3%(남 35.5%, 여 39.2%)로 여학생이 남학생에 비해 높았다. 고등학생(남 37.4%, 여 40.7%)은 중학생(남 33.4%, 여 37.7%)에 비해 높았으며, 2012년 이후로 남녀학생 모두 증가 경향이었다. 최근 7일 동안 3회 이상 피자, 햄버거, 치킨 등의 패스트푸드를 섭취한 학생은 25.4%

로, 남학생(27.0%)이 여학생(23.6%)에 비해, 고등학생(27.4%)이 중학생(23.4%)에 비해 높았다.

스트레스를 '대단히 많이' 또는 '많이' 느끼는 학생은 34.2%로 여학생(40.7%)이 남학생(28.1%)보다 높았으며, 최근 12개월 동안 2주 내내 일상생활을 중단할 정도로 슬프거나 절망감을 느낀 적이 있는 학생은 25.2%로 여학생(30.7%)이 남학생(20.1%)에 비해 높았다. 최근 12개월 동안 심각하게 자살을 생각한 적이 있는 학생은 10.9%로 여학생(13.9%)이 남학생(8.1%)보다 높았으며, 최근 12개월 동안 자살을 시도한 학생은 2.0%로 여학생(2.7%)이 남학생(1.4%)에 비해 높았다.

최근 7일 동안 주중(월~금) 스마트폰 사용시간은 남학생의 경우 2시간 이상~4시간 미만이 38.4%로 가장 높았고, 여학생은 4시간 이상~6시간 미만이 32.0%로 가장 높았다. 주말(토~일) 스마트폰 사용시간은 남학생은 4시간 이상~6시간 미만이 28.6%, 여학생은 8시간 이상이 39.5%로 가장 높았다. 스마트폰 과의존 선별도구 10문항의 점수의 합(총합 40점)이 23점 이상인 학생은 25.5%로 여학생(30.0%)이 남학생(21.2%)보다 높았으며, 고등학생(남 22.8%, 여 32.1%)이 중학생(남 19.5%, 여 27.9%)에 비해 높았다.

4. 국민 건강증진을 위한 보건의료인의 역할

국민의 건강증진을 향상시키고 유지하기 위해 보건의료인들은 건강전문가로서 전문적인 지식을 가져야 할 뿐만 아니라 건강을 증진시키는 생활양식의 역할 모델로서 일해야 하며 건강증진을 위해 지역사회를 활성화시키는 지도자가 되어야 한다. 또한 건강증진과 질병예방사업을 계획하고, 모든 인구집단 특히 혜택을 받지 못하고 질병에 더욱 노출되기 쉬운 집단에게 건강증진 서비스의 접근기회를 열어주는데 지속적으로 많은 노력을 기울여야 한다. 보건의료인들의 계속적인 노력으로 건강관리 자원이 재분배되어야 하며 누구나 이용가능한 질적인 건강증진과 질병예방사업의 혜택을 누릴 수 있도록 하는데 중요한 역할을 담당하여야 한다.

Maville와 Huerta(2002)는 대상자의 건강증진을 위해 간호사가 어떤 역할을 담당해야 하는지 제시하였는데 이는 간호사에게만 국한된 역할이 아니라 모든 보건의료인에게 적용되는 역할이라고 여겨진다.

(1) 주창자(advocator)

대상자와 대상자의 요구를 표현하는 대변인 역할과 의뢰를 도와주는 사람(referral agent)의 역할을 함으로써 대상자의 안녕을 촉진하고 대상자가 최고의 상태를 유지하도록 한다.

(2) 교육자(educator)

교육자 역할은 어떤 특정 장소를 요구하지 않는다. 교육은 병원, 집, 지역사회의 공식적, 비공식적 장소에서 어디에서나 일어날 수 있다. 교육자로서 간호사(보건의료인)의 역할은 가장 중요한 역할 중 하나이다. 건강증진결핍을 개선하기 위한 교육은 문제를 해결하는데 필수적이다. 퇴원 후 전화접촉이나 클리닉에서 묻는 질문 등을 통해 대상자에게 건강증진행위를 교육하고 설명하는 기회로 삼을 수 있으며, 공식적인 교육을 정규적으로 대중에게 제공함으로써 잠재적이거나 실재적인 건강위험에 대한 대중의 인식을 높일 수 있다.

(3) 대상자로 하여금 할 수 있도록 능력을 키워주는 사람(empowering agent)

건강증진은 건강행위 변화를 위한 우선적인 동기부여로서 목표를 달성하는 개인의 능력에 대한 개인적인 가치나 느낌을 염두에 둔다. 건강관리를 제공받는 대상자는 자기 주도적이고 자기 통제적인 자신의 능력을 통해 권한을 부여받게 된다. 건강증진에서 간호사(보건의료인)는 대상자가 할 수 있는 능력을 갖도록 권한을 부여하는 대리인으로서의 역할을 담당해야 한다. 이를 위해 간호사(보건의료인)는 모든 건강관리 상황에 대상자를 포함함으로써 대상자의 적극적인 역할을 강조해야 한다. 보건의료인은 대상자의 상황과 관계를 맺고 있는 대상자, 가족, 지역사회, 다른 집단들에게 권한을 부여해야 한다. 이러한 권한을 부여하는 과정이 지역사회의 건강을 증진시키는데 힘이 될 수 있다.

(4) 상담가(consultant)

대상자 건강관리에서 대상자가 개인적인 건강문제를 해결할 수 없을 때 상담가로서 역할을 한다. 공식적, 비공식적 상담역할을 포함하며, 이때 문제 상황을 사정하고, 정보를 수집하고 대상자와 관계된 실재적인 문제를 확인하고, 적절한 해결책을 구한다.

(5) 건강관리의 조정자(coordinator of care)

대상자의 건강관리 계획에 알맞은 연속성을 보장하기 위해 건강관리의 조정자로서 역할을 한다. 계획을 조정하고 적절한 조치를 제안하고자 적당한 자원을 대상자에게 알려줄 때 지도력 기술이 필요하다. 조정자 역할에서 간호사(보건의료인)는 촉진자로서 기능한다. 촉진자로서 간호사(보건의료인)는 대상자의 요구를 충족시키고 서비스의 반복을 피하기 위해 보건의료체계 내에서 대상자의 건강관리를 지도한다. 간호사(보건의료인)는 최근 이슈와 추세, 사회의 변화와 지역사회 자원에 박식해야 한다.

(6) 전문직의 지도자/구성원(leader/member of the profession)

책임을 다하기 위해서 간호사(보건의료인)는 실무영역에서 최신 교육을 받아야 하고 일상의 간호(보건의료)에 대한 연구결과들을 접해야 한다. 지도자는 건강관리의 기준을 지켜야 하고 전문직 실무를 연마해야 한다. 지도자로서 간호사(보건의료인)는 윤리적 법적 기준, 혁신적인 실무를 향상시키고 간호사(보건의료인)의 긍정적인 이미지를 유지하는 서비스를 대중에게 제공한다.

(7) 미래지향적인 변화대리인(proactive change agent)

건강관리에서 건강증진 접근을 수용하는 간호사(보건의료인)라면 대상자가 자기 욕구를 인식하는 능력이 있고 변화를 시도할 수 있는 역량이 있음을 인정한다. 미래지향적인 변화대리인의 역할에서 간호사(보건의료인)는 대상자, 가족, 지역사회, 그리고 집단에 대한 완벽한 사정을 수행한다. 일단 강점, 약점, 자원을 확인한 후에, 확인된 강점에 근거하여 현존하는 자원을 강화하고 변화를 위한 대상자의 역량을 향상시킬 수 있는 지지체계를 조성한다.

(8) 건강관리 제공자(provider of care/caregiver)

건강회복을 위한 건강관리 제공자로서 간호사(보건의료인)는 대상자를 위해 적절한 간호계획을 개발하고 대상자가 안녕상태에 도달하도록 하기 위한 문제 해결방법인 간호과정(보건의료절차)에 적극적으로 참여한다. 대상자를 위한 간호(보건의료)계획은 간호사(보건의료인)와 대상자가 타당하고 현실적인 목표를 설정한 후에 행해진다. 직접적인 간호(보건의료 제공)를 통해 보건의료인은 대상자의 요구가 충족되고 있는지를 판단하고 평가하며, 분석과 평가 후에 대상자의 안위와 안녕을 더욱 더 증진시키기 위해 언제

든지 계획을 재수립한다.

(9) 연구이용자, 건강증진모델 연구자(research user and health promotion models researcher)

연구이용자로서 간호사(보건의료인)는 건강증진을 위한 이론적 지식기반을 발전시키고 최신의 지식과 실무를 이용하여 대상자의 건강결과를 촉진하는 중요한 역할을 담당한다. 성실한 간호사(보건의료인)는 지속적으로 연구결과를 이용하여 개인적인 지식을 향상시키고 그에 따라 대상자 건강관리를 발전시켜 나간다. 박사과정과 같이 학문적으로 더 준비된 간호사(보건의료인)는 건강증진모델을 경험적으로 검증하는 연구자의 역할을 감당할 수 있다.

(10) 역할모델(role model)

일반 대중은 간호사(보건의료인)로부터 안전하고 양심적인 실무를 기대할 권리를 가지고 있다. 바람직한 건강관리의 결과를 달성하기 위해 전문적으로 최상의 실무기준을 유지해야 한다. 역할모델로서 경험 있는 간호사(보건의료인)는 최고로 이상적인 간호(보건의료) 실무를 실제로 보여주어야 하고 모든 다른 보건 의료전문직인들과 간호(보건의료)를 제공받는 대상자로부터 신뢰와 존경을 받을 수 있도록 해야 한다. 또한 미래 간호사(보건의료인)들에게 역할모델이 되어야 하는데 이렇게 함으로써 학생들과 후배 간호사(보건의료인)들에게 간호(보건의료)의 최고의 수준을 따를 것을 기대하게 하고 전문직 직함 "자격 간호사(보건의료인)"가 진정으로 가치가 있음을 그들의 행동을 통해 보여줄 수 있어야 한다.

이상에서 소개한 여러 역할들 중 교육자로서의 역할이 특히 건강증진 영역에서 중요하므로 건강교육자로서의 역할과 책임에 대해 좀 더 살펴보면, Cottrell, Girvan과 McKenzie(2006)는 건강교육자의 일곱 가지 책임에 대해 다음과 같이 기술하였다.

첫째, 건강교육을 위한 개인과 지역사회의 요구를 사정한다.

둘째, 효과적인 건강교육프로그램을 계획한다.

셋째, 건강교육프로그램을 수행한다.

넷째, 건강교육프로그램의 효과성을 평가한다.

다섯째, 건강교육 서비스의 제공을 조정한다.

여섯째, 건강교육에서 본인이 하나의 자원(a resource person)으로 행동한다.

일곱째, 건강, 건강교육요구, 관심, 자원을 상호 연결시킨다.

이 모든 책임을 수행함에 있어 건강교육자는 좋은 의사소통가가 될 필요가 있으며 적절한 자원을 확인하고 수집하는 기술이 필요하다. 계획은 타당하고 확실한 요구사정에 근거해야 하며 프로그램을 수행할 때 뛰어난 의사소통 기술을 가지고 수행이 필요한 상황에서 본인이 하나의 자원으로 기여해야 한다. 평가는 계획과정에서 설정된 목표와 목적에 근거하여 이루어져야 하며 사람과 프로그램을 조정하고 통합하는 일이 프로그램을 계획하고 수행하며 평가할 때 필수적이다. 일부가 아니라 여기 제시한 일곱 가지 책임이 모두 효과적인 건강교육을 위해 반드시 필요하다고 Cottrell 등(2006)은 강조하였다.

또한 건강교육자는 학습과정에서 요구되는 다음과 같은 네 가지 역할을 수행해야 한다(박영임 외, 2006).

첫째, 대상자의 건강을 위한 변화가 일어날 수 있도록 촉구하는 변화촉진자의 역할을 한다.

둘째, 교육적 계약자로서의 역할을 한다. 이를 위해서 대상자와 함께 서로 합의하는 건강교육 목표와 건강교육 활동을 설정하여 대상자와 동반자가 되어야 한다. 건강교육 활동을 어떻게 할 것인지에 대한 구체적인 내용을 제시해 주어야 하며, 대상자의 개인별 특성을 고려한 학습과정을 설정한다. 이때 대상자와 교육자간의 신뢰관계 형성이 필수적이다.

셋째, 조직 관리자로서의 역할을 한다. 학습자료, 학습장소, 학습내용, 학습을 위한 상황 등을 조직하는 역할을 잘 감당해야 하는데 이러한 역할을 통해 학습의 장애요소를 감소시키고 학습과정 및 학습동기 유발을 촉진한다.

넷째, 학습결과를 평가하는 평가자로서의 역할을 해야 하는데 이를 통해 건강교육으로 변화된 대상자의 건강수준과 학습의 효과를 평가하고 추후 개선방안을 모색함으로써 효과적인 건강교육이 이루어질 수 있도록 한다.

참고문헌

국민건강영양조사(2015). 국민건강영양조사. https://knhanes.cdc.go.kr/knhanes/index.do

대한에이즈예방협회(2009). 에이즈 국내외 감염현황. http://www.aids.or.kr/front/main/index.asp

박영임, 유재순, 김인자, 이인숙(2006). 건강증진과 건강교육. 수문사.

박윤형(2016). 제9차 건강증진 국제회의와 상하이 선언. 보건행정학회지, 26(4), 243-245.

보건복지가족부(2009). 정책통계포털 http://stat.mw.go.kr/

보건복지가족부(2006). 2006년도 주민건강증진센터 시범사업 안내.

보건복지가족부 한국보건사회연구원(2002). 2001년도 국민건강 · 영양조사.

보건복지부(2010). 국민건강보험공단 보도자료(2010년 3월 26일).

보건복지부(2021). 제5차 국민건강증진종합계획[Health Plan 2030, 2021~2030].

질병관리청(2020). 국민건강영양조사 제8기 1차년도(2019). https://knhanes.kdca.go.kr/knhanes/main.do

질병관리청(2021). 제16차(2020년) 청소년건강행태조사 통계. http://www.kdca.go.kr/yhs/

통계청(2006). 「장래인구추계 2006」. http://www.nso.go.kr/

통계청(2021). 「2019년 사망 및 사망원인통계결과」. http://www.nso.go.kr/

한국갤럽(2008). 한국금연운동협의회 성인 흡연실태조사.

Arnold, J., & Breen, L. J.(2006). Image of health. In S. Sheinfeld-Gorin & J. Arnold, *Health promotion in practice*.(pp3-20). San Francisco, CA : Jossey-Bass.

Cottrell, R. R., Girvan, J. T., McKenzie, J. F.(2006). *Principles and foundations of health promotion and education*. San Francisco, CA : Pearson Benjamin Cummings.

Donatelle, R. J., & Davis, L. G.(1994). *Access to health*. Boston, MA : Allyn and Bacon.

Downie, R. S., Fyfe, C. and Tannahill, A.(1990) *Health promotion : Models and values*. Oxford University Press, Oxford.

Dunn, H.(1961). *High-level wellness*. Arlington : R. W. Beatty Co.

Edelman, C. L., & Mandle, C. L.(2006). *Health promotion throughout the life span*. Philadelphia, PA : Elsevier Mosby.

Ewles, L., & Simnett, I.(1992). *Promoting health : a practical guide to health education*. London : Scutari Press.

Green L., & Kreuter M.(1990). Health promotion as a public health strategy for 1990s. *Annual Review of Public Health*, *11*, 319-334.

Lalonde, M. (1974). A new perspective on the health of Canadians. Ottawa : Government of Canada.

Leavell, H., & Clark, A. E.(1965) *Preventive medicine for doctors in the community*. New York : McGraw-Hill.

Maville, J.A. & Huerta, C.G.(2002). *Health promotion in nursing*. Albany, NY:Delmar, Thomson Learning.

OECD (2014), "Suicide", in Society at a Glance 2014: OECD Social Indicators, OECD Publishing, Paris. DOI: http://dx.doi.org/10.1787/soc_glance-2014-24-en

O'Donnell, Michael P.(1989). Definition of health promotion: Part III: expanding the definition. *American Journal of Health Promotion*. *3*(3). 5.

Tannahill, A. (1985). What is health promotion? *Health Education Journal*, *44*(4), 167-8.

World Health Organization.(2013). Health promotion conference working documents. http://www.who.int/healthpromotion/en/

World Health Organization.(2015). World Health Statistics 2015. http://apps.who.int/iris/bitstream/10665/170250/1/9789240694439_eng.pdf?ua=1&ua=1

World Health Organization.(2021). World Health Statistics 2021. https://www.who.int/data/gho/publications/world-health-statistics

World Health Organization. Shanghai Declaration on promoting health in the 2030 Agenda for Sustainable Development. Proceedings of 9th Global Conference on Health Promotion; 2016 Nov 21-24; Shanghai, China. Geneva: World Health Organization; 2016.

제2장

건강행위

HEALTH PROMOTION

제 2 장
건강행위

5. 건강행위의 개념

1) 건강행위의 정의

건강행위는 좋은 건강을 유지하고, 좋은 건강상태를 달성하거나 회복하며, 질병을 예방하기 위해 개인이 수행하는 활동이다. 건강행위는 그 사람의 건강신념을 반영한다. 가장 흔한 건강행위는 규칙적으로 운동하는 것, 골고루 균형을 이룬 식사를 하는 것, 그리고 필요한 예방접종을 받는 것이다(Mosby's dictionary, 2006). 건강행위는 건강교육의 중심개념으로 건강교육 전략 또는 건강교육프로그램의 효과에 대한 대부분의 연구에서 중요한 종속변수가 된다. 즉 바람직한 건강행위를 갖도록 하는 것이 프로그램 제공의 최종 목표가 된다.

넓은 의미에서 건강행위(health behavior)는 개인, 집단, 조직체의 행동뿐만 아니라 결정요소, 상관관계, 결과를 의미하며, 또한 사회변화, 정책개발과 수행, 증진된 대처기전, 향상된 삶의 질도 포함한다(Parkerson, et al. 1993). 이것은 다음의 Gochman (1997)의 정의와 유사하다. Gochman(1997)은 건강행위를 관찰 가능하고 겉으로 드러나는 활동뿐만 아니라 보고될 수 있고 측정될 수 있는 정신적인 사건과 정서 상태도 포함하여 보다 개인에 집중하여 정의하였는데, Gochman의 정의에 의하면 건강행위는 신념, 기대, 동기, 가치, 지각, 그 밖의 다른 인지적인 요소와 같은 개인적인 속성, 성격특성, 정서 상태와 기질을 포함하며, 건강유지, 건강회복, 건강향상과 관련된 명백한 행동양식, 활동, 그리고 습관을 의미한다. 또한 Gochman의 정의는 Kasl과 Cobb(1966a,

6. 건강행위에 영향을 미치는 요인

건강은 그 사람의 유전적인 특성과 환경적인 요인, 그리고 그 사람의 건강생활양식(건강행위)에 의해 결정되고 각 사람의 건강행위는 개인적, 사회적, 심리적, 문화적, 환경적 요인에 따라 폭넓게 변화될 수 있다. 국내 많은 연구자들이 건강행위에 영향을 미치는 요인들이 무엇인지에 대해 구체적으로 제시하고자 연구들을 다양하게 시도하고 있다(권경원, 감신과 박기수, 2000; 김귀진, 박재용과 한창현, 2001; 김혜경과 배상수, 2004; 임용찬, 이중정과 박종원, 2004 등).

Donatelle과 Davis(1998)는 행위나 행위변화의 결정에 영향을 미치는 주요한 요인들을 크게 세 가지로 구분하여 제시하였다. 세 가지 범주는 소인 요인, 권한부여 요인, 강화 요인이다.

(1) 소인 요인(Predisposing Factors)

삶의 경험, 지식, 문화적이고 민족적인 계승, 최근의 신념과 가치가 모두 행위와 행위변화에 영향을 미치는 소인 요인이다. 연령, 성별, 인종, 수입, 가족배경, 교육배경, 보건의료에의 접근성 등이 소인이 되는 요인이 된다. 만약 부모가 흡연을 한다면 부모가 흡연을 하지 않는 자녀의 경우보다 90% 더 흡연을 시작할 가능성이 높다.

(2) 권한부여 요인(Enabling Factors)

기술과 능력, 육체적 · 정서적 · 정신적 역량, 건강결정을 더 편리하게 또는 더 어렵게 만드는 자원과 접근 가능한 시설 등이 권한부여 요인이다. 긍정적인 권한부여는 본인의 의도를 수행하는데 격려가 되지만 부정적인 권한부여는 변화하고자 하는 의도에 저항요소가 된다. 예를 들어 근처에 있는 스포츠 센터에 등록을 하여 운동을 하고자 마음을 먹었지만 가장 가까운 스포츠 센터가 집에서 많이 떨어져 있고 등록비가 상당히 비싸다면 그것이 부정적인 권한부여 요인이 되어 운동을 하고자 하는 마음을 포기하고 그냥 집에 있게 만들 수 있다. 반대로 학교 체육관이 바로 집 앞에 있고 자정까지 체육관을 오픈하며 등록비가 아주 저렴하다면 이것이 긍정적인 권한부여 요인이 되어 그 체육관에 등록하여 운동을 하도록 격려하게 될 것이다.

(3) 강화 요인(Reinforcing Factors)

본인의 삶에서 중요한 사람들이 어떤 상황에서 제공하는 지지, 격려 또는 기를 죽이는 것이 하나의 강화요인이다. 예를 들어 어떤 사람이 금연을 하기로 결정했을 때 그 사람의 가족이나 친구가 그 사람이 있는데서 담배를 피운다면, 다시 담배를 피우기 시작하도록 유혹을 받게 된다. 다시 말하면 그 사람의 흡연이 강화된다. 또한 본인이 특정 행위를 유지하는 것을 쉽게 만드는 정책이나 서비스 역시 강화요인에 포함된다. 예를 들어 과체중인 어떤 사람이 몇 킬로그램 체중을 줄였을 때 모든 친구들이 그 모습을 보고 무척 보기 좋다고 칭찬해 준다면 그 긍정적인 행위가 강화되어 다이어트를 지속하도록

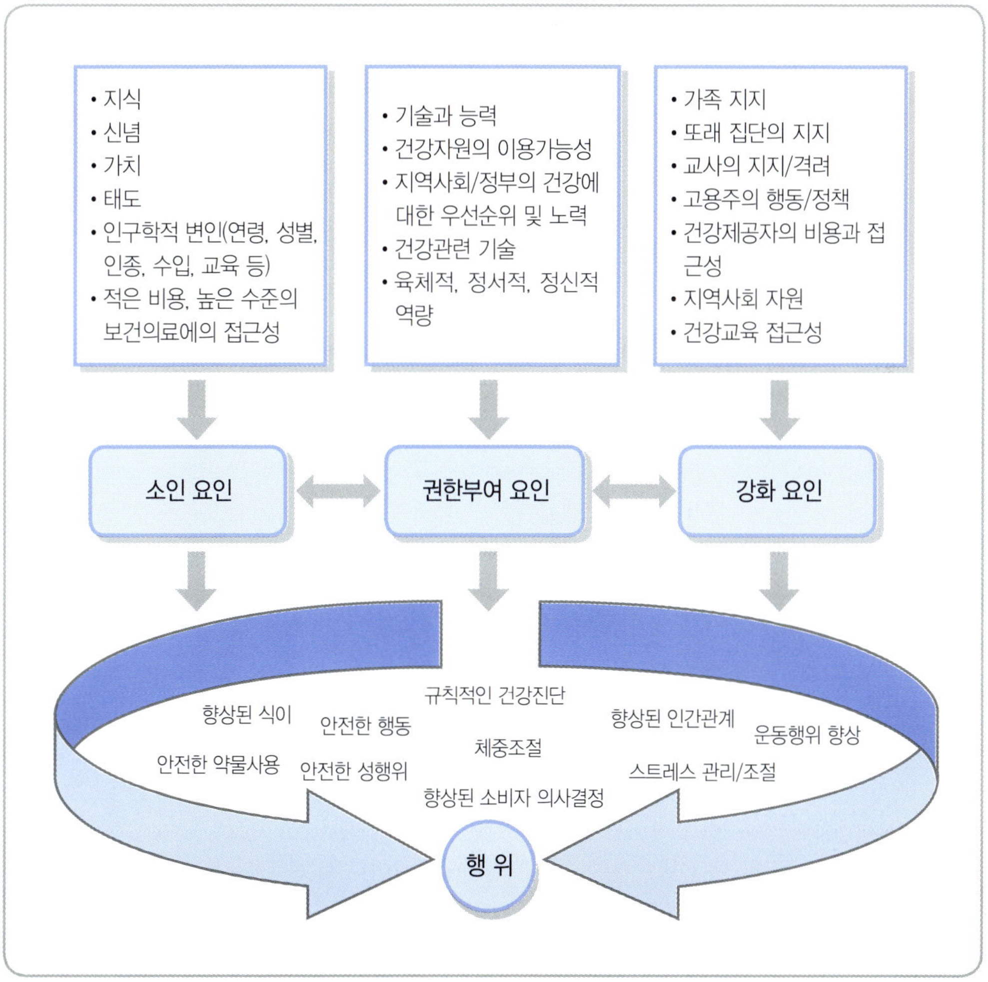

[그림 6-1] 행위변화 결정에 영향을 미치는 요인

만들어 줄 것이다. 또 다른 강화요인에는 돈, 유행, 지지, 친구들의 평가, 가족의 관심, 본인이 하고 있는 것에 대한 열의가 포함된다. 자기 자신의 성공이나 실패에 대해 스스로 보상하거나 질책하는 태도가 건강한 행동을 채택할 기회에 영향을 미친다. 작은 실수를 받아들이고 자신의 성공에 집중하는 것을 배우는 것이 추후 더 나은 성공을 가져올 수 있다. [그림 6-1]은 Donatelle과 Davis(1998)가 소개한 행위변화의 결정에 영향을 미치는 요인을 나타내는 것이다.

7. 건강행위의 사정

보건의료인은 현재 대상자가 이행하고 있는 건강행위의 이행정도를 사정하여 대상자의 건강증진을 지금보다 더 향상시킬 책임을 갖게 된다. 건강증진 영역에서 건강행위의 사정은 각 건강행위들을 통합하여 사정하거나 각 건강행위별로 구분하여 사정한다. 건강행위를 사정하기 위해 많은 도구들이 개발되어 있으며 관심영역에 따라 다양하게 사용될 수 있는데 다음은 건강행위를 측정하기 위한 사정도구의 몇 가지 예이다.

1) 건강행위의 통합 측정

건강행위를 통합하여 사정하기 위해 개발된 도구에는 Health Promoting Lifestyle Profile Ⅱ(HPLP-Ⅱ), 건강위험 평가(Health Risk Appraisal, HRA), The Youth Risk Behavior Surveillance System(YRBSS), 청소년 건강행태조사 등이 있다.

HPLP-Ⅱ는 52문항, 6개의 하위 요소로 건강한 생활양식을 측정하도록 구성되어 있다. 각 하위 요소는 건강책임, 신체활동, 영양, 대인관계, 영적 성장, 스트레스 관리이며, 각 하위요소별로 또는 총체적으로 건강증진 생활양식에 대해 측정하여 평균을 구하여 건강증진 생활양식의 전반적인 정도를 평가하게 된다(Pender, Murdaugh, & Parsons, 2002; Walker, Sechrist, & Pender, 1987).

HRA는 대상자의 현 건강과 삶의 질을 사정하여 개인에게 제공하기 위한 도구로서 미시간 대학교 건강관리연구센터(University of Michigan, Health Management Research Center, UM-HMRC)가 인쇄된 형식 또는 온라인 형식으로 된 HRA 질문지 또는 Profile을 개별 대상자에게 제공하고 있으며, 지속적으로 HRA 질문지를 개발, 개정하고 있다. 이 질문지를 통한 사정은 대상자의 개인적인 생활양식의 실천정도를 검토함으로써 스스로가 건강인식을 증진시키고 개인적인 선택에 영향을 줄 수 있는 건강문제를 가시화시킬 수 있다. HRA 조사를 통한 개별적인 분석결과를 알려주면서 연령, 집단, 성별, 위험 수준에 따라 건강행위를 추천해 주고 있으며, 개별적으로 가장 높은 위험요소 3개를 알려주고 이를 개선하기 위한 가용자원을 제공해 주고 있다(UM-HMRC, 2008).

YRBSS는 청소년과 성인 초기 대상자에게 가장 우선시 되는 건강위험행위의 6개 영역을 모니터하기 위한 도구로 미국 질병조절과 예방센터(Centers for Disease Control and Prevention, CDC)에서 개발, 개정하고 있으며, 주기적으로 이 도구를 이용하여 미국 청소년들의 건강위험행위를 조사하여 발표하고 있다. 이 도구의 6개 영역에는 비의도적인 상해와 폭력을 초래하는 행위, 흡연, 알코올과 다른 약물 사용, 비의도적인 임신과 HIV 감염을 포함하여 성병을 초래하는 성행위, 불건강한 식사행동, 신체적 비활동이 포함된다(CDC, 2020).

그리고 2005년부터 청소년건강행태조사를 전국적으로 실시하고 있는데 설문문항 및 지표는 국·내외 자료에 근거를 두고 각 영역별 분과 자문위원회를 통해 개발하고 있다. 2020년 기준의 조사내용은 흡연(19문항), 음주(6문항), 신체활동(5문항), 식생활(7문항), 비만 및 체중조절(4문항), 정신건강(13문항), 손상 및 안전의식(3문항), 구강건강(4문항), 개인위생(2문항), 성행태(4문항), 아토피·천식(8문항), 약물(2문항), 인터넷중독(3문항), 건강형평성(21문항), 폭력(1문항), 기타(1문항)로 주관적 건강인지를 포함하여 총 103문항으로 구성되어 있다(질병관리청, 2021).

또한 신윤희(2010)는 우리나라 청소년의 건강행위를 포괄적으로 측정할 수 있는 도구를 개발하였는데, 14개의 건강행위, 스트레스 및 정신건강, 수면습관, 식습관, 체중조절, 신체활동, 위생습관, 흡연, 물질사용, 음주, 안전사고 예방, 성행위, 컴퓨터 사용, 건강검진, 자세유지의 72문항으로 구성되어 있다. 여기에 6개 행위(식습관, 신체활동, 흡연, 물질사용, 음주, 성행위)에는 그 행위를 개선하기 위한 교육을 받았는지를 묻는 문항 6개가 포함되어 있다. 이 도구는 우리나라 청소년이 현재 성장하고 있는 문화에서 청소년 스스로의 건강에 대한 인식을 중심으로 개발되었기 때문에 우리나라 청소년 문화와 맞지 않는 문항은 포함되어 있지 않으며, 추상적인 개념 중심이 아닌 구체적인 행위 중심으로 문항이 구성되어 있고, 직접적인 질문이 더 구체적인 정보를 제공하는 문항을 제외한 대부분의 문항을 척도로 하여 평가의 틀로도 사용할 수 있도록 되어 있다.

2) 건강행위의 개별 측정

(1) 운동행위

운동행위의 사정은 운동처방의 구성요소인 F(frequency, 빈도), I(Intensity, 강도), T(Type, 종류), T(Time, 시간)에 따라 어떤 종류의 운동을, 얼마나 자주, 얼마나 오랫동안, 어느 정도의 강도로 하고 있는지를 구체적으로 확인하는 것부터 시작한다. 여기에 덧붙여 운동의 효과가 정신, 심리적인 효과뿐만 아니라 신체적인 체력의 향상이 가장 두드러지게 나타나므로 대상자의 체력을 사정하여 운동이행의 효과를 평가할 수 있다. 체력검사에는 심폐지구력, 근력, 근지구력, 유연성, 순발력, 평형성, 민첩성 및 협응성 등이 있는데 이중 심폐지구력, 유연성, 근력이 가장 필수적인 체력에 해당된다.

심폐지구력은 심장과 폐의 활동 기능을 의미하는 체력으로 순환과 호흡기능은 신체활동시 근육활동을 유지할 수 있는 에너지의 공급원으로 곧 살아있음을 의미하는 중요한 능력이다. 심폐지구력을 확인하기 위해 가장 많이 사용되는 지표가 최대 산소섭취량인데 이는 심장, 폐, 혈액이 운동하는 근육으로 산소를 운반하는 능력과 근육의 산소 사용능력을 반영함으로써 심폐계의 능력을 가장 잘 나타낸다. 최대산소섭취량은 트레드밀, 고정식 자전거를 이용하여 최대 운동부하 후 흡기 및 호기가스를 분석하여 산소섭취량을 직접 측정하는 방법이 있고, 트레드밀, 고정식 자전거, 계단 오르기, 일정 거리를 걷거나 달리는 시간과 당시의 심박수를 이용하여 간접적으로 추정하는 방법이 있다.

근력은 근수축에 의해 발생하는 물리적 운동에너지로 근육이 최대로 수축해서 발휘되는 힘으로 일상생활에서 힘이 요구되는 동작을 수행할 때 중요한 체력이다. 근력은 근력계를 이용하여 악력 또는 배근력을 측정하는 등척성(isometric) 근수축력과 벤치 프레스(bench press)와 레그 프레스(leg press)로 측정하는 등장성(isotonic) 근수축력이 있고, 최근에는 등속성(isokinetic) 근력을 측정하는 장비도 개발되어 사용되고 있다.

근지구력은 부하가 가해진 상태에서 지속적으로 동작을 수행할 수 있는 능력으로 얼마나 지속적으로 동작을 수행할 수 있느냐 하는 지표가 되며, 정적인 근지구력은 장력계를 이용하여 측정하거나 매달리기 등을 지속한 시간으로, 동적인 근지구력은 윗몸일으키기, 팔굽혀 펴기, 앉았다 일어서기, 턱걸이 등을 실시한 횟수로 근지구력을 측정한다.

유연성은 관절가동범위를 최대한 사용하여 신체를 멀리 움직이고 뻗을 수 있는 능력을 의미하며 바른 신체자세를 유지하고 활동 시에 빠르고 유연하게 적응할 수 있도록 하는 중요한 체력 요소이다. 앉아서 허리 앞으로 굽히기(sit and reach test), 윗몸 앞으로 굽히기 등으로 측정한다.

이 밖에도 대상자가 어떤 상황에서도 운동을 규칙적으로 수행할 수 있다고 지각하는 운동 자기효능감(Shin, Jang, & Pender, 2001)이나 운동을 이행하기 위해 운동이행을 위한 계획을 얼마나 자주 하고 있는지를 확인하는 운동이행계획수립(commitment to a plan for exercise) 도구(Shin, Pender, & Yun, 2003) 등을 이용하여 운동행위를 사정할 수 있다.

(2) 영양 및 식습관

영양 및 식습관 행동의 사정은 신체계측(anthropometric), 생화학적(biochemical), 임상적(clinical), 식이(dietary) 조사의 4가지로 확인한다. 신체계측은 키와 몸무게, 피부두겹두께 등을 측정하며, 표준치와 비교하여 영양상태를 판정하는 자료로 이용한다. 생화학적 조사는 혈액과 소변분석을 통해 영양상태를 확인하는 것으로 유전, 성별, 나이 등이 영향을 미치므로 이를 고려하여 해석하여야 하며 임상적 조사나 식이조사를 통해 나타나지 않는 영양부족을 알 수 있다. 임상적 조사는 영양상태의 변화에 의해 나타나는 신체증후를 조사하는 것으로 일반적인 외모, 피부, 머리카락, 얼굴, 목, 구강, 눈 등에 나타나는 신체적 증후를 확인하는 것이다. 식이조사는 영양소 섭취량을 알게 해주는 방법으로 흔히 사용되는 조사방법은 개인이 식품섭취를 기록하는 것으로 규칙적인 식사와 간식으로 섭취한 음식의 종류와 양을 목록화 할 수 있게 음식일기장 형태로 기록한다. 정확하게 기록된 식이섭취 기록을 컴퓨터 영양평가프로그램(Computer Aided Nutritional Analysis Program, CAN-Pro 5.0) 등을 이용하여 분석할 수 있다. 이들 조사를 통해 대상자의 영양상태와 식이를 조사함으로써 영양상의 문제나 식이형태를 개선하고 향상시키기 위한 건강증진프로그램을 계획, 중재한다.

(3) 성행동

성행동은 개인의 성적 존재를 만드는 것으로 단순히 생물학적인 의미 이상의 남녀의 존재와, 가치, 경험, 태도, 감정, 반응 등을 포함하여 아주 광범위한 의미를 지니고 있다. 그러나 건강증진 영역에서 다루는 성행동은 성적 접촉의 신체적 행동에 집중하게 되는데 그 이유는 성행동으로 인한 성병, AIDS, 원하지 않는 임신 및 낙태 등과 같은 건강위험을 초래하는 직접적인 원인이 되므로 이를 예방하는데 많은 비중을 두기 때문이다. 따라서 성행동을 사정하고 평가하기 위한 방법은 성병, AIDS, 원하지 않는 임신 및 낙태의 발생률을 통계적으로 파악하는 방법이 있을 수 있고, 미국 CDC의 YRBSS에 포함된 성행위 관련 질문 7문항(성교경험 여부, 첫 번째 성교 나이, 함께 성교한 사람의 수, 지난 3개월간 함께 성교한 사람의 수, 지난 번 성교 전 알코올이나 약물 사용여부, 지난 번 성교 때 콘돔사용여부, 지난 번 성교 때 피임여부 및 사용한 방법)과 같은 질문지를 사용하여 성행위를 확인하는 방법이 있다. 국내에서 시도된 많은 연구들에서는 성행위 외에 성지식과 성태도, 성의식을 확인하기 위한 질문지를 사용한 연구들이 많이 발표되고 있다.

(4) 흡연

흡연이 건강에 미치는 장, 단기적인 부정적 영향은 이미 많이 알려져 있고 금연에 대한 다각적인 노력으로 전 세계적으로 흡연인구가 줄어들고 있는 추세에 있다. 그러나 우리나라는 여전히 세계 최고 수준의 흡연율을 보이고 있으므로 흡연행위를 감소시키기 위한 다각적인 노력이 여전히 필요불가결하다. 흡연행위를 사정하고 평가하기 위해서는 흡연실태 및 흡연율에 대한 통계적인 조사뿐만 아니라 흡연의 동기, 니코틴 수준 검사, 흡연유형 조사, 흡연지식 및 태도, 금연의도, 금연변화단계 등의 도구를 사용하여 사정한다. 한 예로 미국 CDC의 YRBSS에서는 흡연관련 질문 11문항(흡연시도 여부, 첫 흡연 시기, 지난 30일간 흡연을 한 날수, 지난 30일간 흡연을 할 때 매일 피운 담배개비숫자, 지난 30일간 통상적으로 담배를 취한 경로, 지난 30일간 학교에서 담배를 피운 날수, 30일 동안 매일 적어도 한 개비라도 담배를 매일 피웠는지 여부, 지난 12개월 동안 담배를 끊으려고 시도한 여부, 지난 30일간 씹는 담배나 코담배 등을 사용한 날수, 지난 30일간 학교에서 씹는 담배나 코담배 등을 사용한 날수, 지난 30일간 시가나 엽궐련 등을 사용한 날수)을 사용하여 흡연행위를 사정하고 있다.

(5) 음주

음주는 우리 인간의 삶에 다각적인 영향을 미치고 있는데 절제된 올바른 음주문화를 갖는다면 음주자체가 반드시 부정적인 영향만을 미치는 것이 아님에도 불구하고 올바른 음주습관을 갖지 못함으로 인해 자신뿐만 아니라 가족, 더 나아가 사회에까지 피해를 주게 되는 경우가 적지 않다. 2003년 우리나라의 알코올 소비량은 OECD 29개국 중 18위인데 반해 건강에 부정적인 영향을 줄 수 있을 정도로 마시는 중등도 음주 초과자 비율이 20세 이상 성인의 30.6%, 음주자의 63.4%였으며, 남자 음주자의 2/3 이상이 중등도 음주량 이상의 알코올을 섭취하였다. 특히 30대와 40대 남자 음주자 중에는 약 70%가 중등도 음주 초과자에 해당하였다(보건복지가족부, 한국보건사회연구원, 2002). 따라서 보건의료인은 술을 책임감을 가지고 마시는 절주를 격려하고 알코올로 인한 문제를 가지고 있는 사람들은 잘 단주할 수 있도록 하는 절주(단주) 프로그램을 계획, 중재하여야 한다. 이를 위한 사정 및 평가는 음주실태 및 알코올 소비량 등을 통한 통계적 조사뿐만 아니라 음주습관 및 행위, 알코올 중독검사 등을 사용하여 조사한다.

(6) 스트레스관리

많은 사람들이 여러 가지 스트레스로 인해 힘들어하는 모습을 우리는 흔하게 볼 수 있다. 특히 첨단 사회로 발전해 가면 갈수록 생활수준이 높아지면 질수록 무한경쟁, 구조조정 또는 조기퇴직, 빈부격차로 인한 상대적인 빈곤감, 인터넷의 영향 등의 무수한 원인으로 인해 스트레스는 모든 현대인의 문제가 되고 있다. 적당한 스트레스는 삶에 활력을 주고 자기 발전에 긍정적인 영향을 줄 수 있지만 스트레스가 누적되면 생리적으로 자율신경계와 내분비계에 영향을 미치며 신체적, 정신적, 사회적 균형을 잃게 함으로써 각종 질병을 유발한다. 또한 사람들은 이러한 스트레스를 극복하기 위해 음주, 흡연, 약물남용 등의 부정적인 행동을 선택하게 되어 이로 인해 또 다른 건강문제들을 초래하게 된다. 따라서 보건의료인은 대상자가 스트레스를 효과적으로 대처하도록 적절한 대응전략을 마련하여 잘 관리하도록 도와야 할 책임을 지게 된다. 스트레스를 잘 관리하기 위해서는 먼저 스트레스에 대한 평가가 이루어져야 하는데 현재 스트레스의 지각 정도 및 관련 증후, 스트레스를 유발하는 원인, 스트레스로 인한 긴장 및 상태-기질 불안정도 등을 사정한다.

스트레스와 관련되어 사용되고 있는 많은 도구들 중 몇 가지 예를 소개하면, Holmes와 Rahe(1967)는 최근 지나간 삶의 변화를 측정하기 위한 도구를 개발하였는데, 생활변화는 재적응이 요구되는 극적이고 부담 가는 사건으로 2년 동안 발생된 변화의 수는 질병발생을 예측하는데 어느 정도 영향을 줄 수 있다. 배우자의 죽음(100점)과 같은 극심한 변화에서부터 사소한 법적 위반(11점)과 같은 경미한 변화에 이르기까지 각각의 생활변화의 정도에 따라 점수화하여 총 합계 점수가 300점 이상이면 중대한 생활변화로 약 80%의 질병발생 가능성이 있다고 예측하며, 150점보다 적으면 생활의 변화가 적어서 참을만한 상태로 중재가 필요 없다고 해석한다(Holmes & Rahe, 1967). 대상자 스스로 자신의 상승된 스트레스 수준과 관련된 증상들을 알면 좀 더 효과적으로 스트레스를 관리할 수 있으므로 Benson과 Stuart(1992)는 스트레스 상황에서 경험한 스트레스 경고 신호를 제시하여 신체적, 행동적, 정서적, 인지적 스트레스 증상을 확인하였다. 또한 스트레스와 긴장정도를 알아보기 위해 개발된 사회심리척도(Psychosocial Wellbeing Index, PWI)를 사용할 수 있다. 최근 몇 주간의 신체적, 심리적 상태를 묻는 PWI는 스트레스 수준을 반영하는 부정적 측면뿐만 아니라 긍정적 측면까지 포함된 45개 문항의 도구를 장세진 등(1994)이 검증하였다. 이 도구는 스트레스 위험집단과 건강집단을 구별하기 위해 4점 척도를 (0)−(0)−(1)−(1)로 산정하여 21점 이상이면 고위험 집단으로 분류하며, 각 개인들간의 스트레스 수준의 비교와 분포양상을 보기 위해 4점 척도를 0−1−2−3으로 산정하여 63점 이상이면 고위험 집단으로 해석한다.

참고문헌

권경원, 감신, 박기수(2000). 초등학교 학생의 건강행위실천에 영향을 미치는 요인 -건강증진 모델을 기초로-. 예방의학회지, 33(2), 137-149.

김귀진, 박재용, 한창현(2001). 농촌 중년여성의 건강행위와 관련요인. 한국농촌의학회지, 26(1), 81-104.

김혜경, 배상수(2004). 도시지역 노인의 성에 따른 건강행위 및 관련요인의 차이. 보건행정학회지, 14(2), 117-137.

보건복지가족부, 한국보건사회연구원(2002). 「2001 국민건강 · 영양조사-보건의식행태편」

신윤희(2010). 청소년의 건강행위 측정을 위한 도구개발 및 평가. 대한간호학회지, 40(6). 820-830.

임용찬, 이중정, 박종원(2004). 대구광역시 영세주민의 건강행위 및 건강실천행위 관련요인. 보건교육 · 건강증진학회지, 21(2), 55-85.

장세진, 차봉석, 박종구, 이은경(1994). 스트레스 측정도구의 표준화 방안. 원주의대논문집, 7(1), 21-38.

질병관리청(2021). 제16차(2020년) 청소년건강행태조사 통계. http://www.kdca.go.kr/yhs/

Benson, H. & Stuart, E. M.(1992). *The wellness* book : A comprehensive guide to maintaining health and treating stress-related illness. New York, NY : Birch Lane Inc.

Centers for Disease Control and Prevention(CDC)(2020). Youth Risk Behavior Surveillance-United States, 2020. https://www.cdc.gov/healthyyouth/data/yrbs/overview.htm

Donatelle, R. J., & Davis, L. G.(1998). *Access to health(5th ed.)*. Boston : Allyn and Bacon.

Gochman, D. S.(1997). Health behavior research:definitions and diversity. In D. S. Gochman (ed.), *Handbook of health behavior research, Vol. I. Personal and Social Determinants*. New York : Plenum Press.

Holmes, T. & Rahe, R. (1967). The social readjustment rating scale. Journal of Psychosomatic Research, 11, 213.

Kasl, S. V., & Cobb, S. (1966a). Health behavior, illness behavior, and sick-role behavior : I. health and illness behavior. *Archives of Environmental Health*, 12, 246-266.

Kasl, S. V., & Cobb, S.(1966b). Health behavior, illness behavior, and sick-role behavior : II. sick-role behavior. *Archives of Environmental Health*, 12, 531-541.

Millstein, S. G., Petersen, A. C., & Nightingale, E. O.(1993). Promoting the health of adolescents:new directions for the twenty-first century. NewYork : Oxford University Press.

Mosby(2006). Mosby's *dictionary of medicine*, nursing, *and health professions 7th ed*. St. Louis, Mo.:Mosby Elsevier.

Parkerson, G. R., Connis, R. T., Broadhead, W. E., Patrick, D. L., Taylor, T. R., & Tse, C. J.(1993). Disease-specific versus generic measurement of health-related quality of life in insulin-dependent diabetic patients. *Medical Care*, *31*(7), 629-639.

Pender, N.J., Murdaugh, C., & Parsons, M.A.(2002). *Health Promotion in nursing practice (4th ed.)*. Upper Saddle River, NJ : Prentice-Hall Health, Inc.

Shin, Y. H., Jang, H. J., & Pender, N. J.(2001). Psychometric evaluation of the exercise self-efficacy scale among Korean adults with chronic Diseases. *Research in Nursing and Health*. *24*. 68-76.

Shin, Y. H., Pender, N. J., & Yun, S. K.(2003). Using methodological triangulation for cultural verification of commitment to a plan for exercise scale among Korean adults with chronic diseases. *Research in Nursing and Health*. *26*. 312-321.

University of Michigan, Health Management Research Center.(2008). Health Risk Appraisal. http://www.hmrc.umich.edu/services/what.html

Walker, S. N., Sechrist, K. R., & Pender, N. J.(1987). The health-promoting lifestyle profile:development and psychometric characteristics. *Nursing Research*, *36*(2), 76-81.

제3장

건강증진프로그램 개발

8. 건강증진프로그램의 대상
9. 건강증진프로그램 기획
10. 건강증진프로그램과 건강교육

HEALTH PROMOTION

제 3 장

건강증진프로그램 개발

8. 건강증진프로그램의 대상

최근 대상자의 건강을 유지, 증진시키기 위한 계획이 최대한의 성과를 거두기 위해서는 맞춤중재(tailored intervention) 또는 초점 접근(focus approach)이어야 한다는데 의견이 일치하고 있다. 맞춤중재는 제공된 정보나 방법이 개별 대상자의 특성에 맞게 만들어진 대상자 중심 중재 유형을 말한다. 맞춤중재는 다음의 네 가지 구성요소로 이루어진다(Ryan & Lauver, 2002).

첫째, 변화의 단계이론과 같은 기존의 이론이나 선행연구에 근거하여 개인의 주요 특성을 사정하여 수행한다.

둘째, 중재내용은 작은 단위로 즉, 개별적으로 코드화하여 각각을 어떻게 언제 사용할지를 결정할 수 있도록 준비한다.

셋째, 개별 특성에 맞게 타당하게 제공할 수 있도록 하나의 결정 알고리즘(decision algorithm)을 만든다.

넷째, 맞춤중재는 인쇄된 내용물, 컴퓨터, 전화, 일대일 상호작용 등과 같은 경로를 사용하여 대상자에게 적절한 방법으로 중재가 전달될 수 있도록 하는 어떤 전달채널(delivery channel)을 갖는다.

또한 건강증진에서 초점 접근은 세분화된 타깃(target)에 직접적으로 초점을 맞추는 전략으로 개인, 집단 또는 전체 인구를 직접적인 처치의 대상으로 하는데 이러한 방법은 각 목표 집단의 경각심을 더욱 쉽게 유발시켜 궁극적으로 삶의 질을 더욱 향상시킬 수 있다(김의수, 이규성, 김영호, 2001). 각 대상의 특성을 고려하여 다양한 형태의 접근방식을 사용함으로써 최대한의 효과를 얻을 수 있도록 건강증진전략을 개발함이 바람직하므로 여기서는 각 대상별 특성을 먼저 간략하게 살펴보고자 한다.

1) 개인에 따른 건강증진

개인을 대상으로 건강증진전략을 수립하여 적용할 때는 대상자의 발달단계, 질병유무 등을 고려한다. 예를 들어 금연프로그램을 계획한다고 가정할 때 청소년을 위한 금연프로그램과 성인을 위한 금연프로그램이 꼭 같을 수는 없다. 청소년은 신체적, 심리적, 사회적 과도기로서 흡연습관이 추후 성인기의 건강에 직접적인 영향을 미친다는 점을 고려하여 긍정적인 건강행위의 습관을 갖도록 함이 중요하다. 또한 청소년의 건강행위는 동년배 친구들의 영향을 많이 받으므로 금연프로그램에서 동년배 친구들의 영향을 반드시 고려해야 한다. 반면 성인은 가족이나 직장의 영향을 배제할 수 없고 특히 여성의 경우 자녀에게 미치는 흡연의 부정적인 영향을 반드시 교육해야 한다. 또 다른 예로 긍정적인 식습관을 위한 영양프로그램을 계획한다고 할 때, 발달단계별로 꼭 필요로 하는 영양소가 다르고 음식을 준비하는 사람이 달라서 이러한 발달단계별 특성을 배제하고는 바람직한 영양프로그램 전략이 수립될 수 없다.

(1) 소아의 건강증진

소아기에는 성장과 발달이 두드러지고 이 시기의 성장과 발달이 이후의 건강에 지속적으로 영향을 미치게 되므로 소아로 하여금 성장기의 발달과업을 잘 성취하고 건강한 생활습관을 갖도록 하는 것이 이 시기의 건강증진에서 가장 중요하다. 1세 미만에서는 수유와 이유식, 개인위생, 예방접종 등이 중요하고 1세 이후에는 정상적인 성장발달, 올바른 영양섭취, 부주의한 사고예방, 정기적인 건강검진 및 예방접종 등에 관심을 기울여야 하는데 소아는 건강을 유지하기 위해 어른들의 도움이 필요하므로 부모나 보호자의 협조가 반드시 필요하다. 부모(보호자)의 자녀양육이 소아의 성장발달에 가장 중요한 요인이 되므로 의료인은 부모의 상황에 공감하고 부모의 능력을 이해하여 부모와 바람직한 관계를 형성한다. 또한 올바른 양육방법을 권고할 뿐만 아니라 자녀가 갖고 있는 문제를 해결하기 위한 방안도 함께 모색한다.

소아기의 올바른 영양섭취는 정상적인 성장과 발달을 위해 매우 중요하다. 부적절한 영양섭취는 성장속도 저하, 어린이 비만, 성인기에 만성병의 위험 등이 발생할 수 있으므로 보건의료인은 어린이의 균형 잡힌 영양섭취 및 올바른 식습관 형성을 위해 관심을 갖고 상담해야 한다. 예를 들어 지방섭취를 줄이고, 다양한 음식을 식품군별로 골고루 섭취하도록 해야 하며, 사춘기의 여자 청소년은 칼슘과 철분이 많은 음식을 섭취하도록 한다. 또한 우리나라도 경제수준의 향상과 서구적 식생활의 보편화로 인해 소아 비만의 유병률이 빠른 속도로 증가하고 있는데 보건복지부 질병관리청(2020)의 국민건강영양조사에 의하면 우리나라 2019년 6~11세 소아 비만 유병률이 남자 11.7%, 여자 10.6%인 것으로 조사되었다. 성장기의 비만은 지방세포가 숫자적으로 증가하고, 소아 비만으로 인해 만성질환이 조기에 발생한다는 연구결과가 발표되고 있기 때문에 소아 비만에 대한 관리를 어린 시절부터 중재해야 비만 치료의 효과를 높일 수 있다.

2005~2006년(2년간) 소비자원의 소비자위해 감시시스템으로 수집된 14세 이하 어린이 안전사고 분석결과, 2005년 4,040건, 2006년 4,541건으로 12.4%가 증가한 것으로 나타났다. 통계청 사망통계 자료에 의한 어린이 사망사고는 2003년 16%, 2004년 12.3%, 2005년 15.1%로 감소하는 경향도 보였으나 어린이들이 즐겨 사용하는 스포츠, 레저용품이나 놀이용품 등 생활 속에서의 안전사고는 꾸준히 증가하고 있었다(소비자안전센터, 2007). 또한 경찰청(2007) 교통사고 통계보고에 의하면 어린이 교통사고 발생건수가 2005년 20,495명에서 2006년 19,223명으로 줄어들기는 하였으나 276명의 어린이가 여전히 교통사고로 목숨을 잃은 것으로 나타났다.

통계청(2011) 자료에 의하면, 우리나라 어린이 사망원인의 1순위는 안전사고(32%)이며 어린이 안전사고는 가정, 도로, 어린이 놀이터 순으로 가장 안전할 것이라고 생각되는 가정에서 가장 많이 발생한 것으로 나타났다. 2009년 통계청 분석 0~4세 사망자 중 출생전후에 기원한 특정병태(717명)를 제외한 1,928명 중 질병이외의 사망자 32%(606명)를 기준으로 분석하였을 때 교통사고가 45.7%로 가장 높은 비중을 차지하고 있었다.

만 14세 이하 아동인구 10만 명당 안전사고 사망자수(안전사고: 운수사고, 추락, 익사, 질식, 화상, 중독 등)는 2019년 167명으로, 14세 이하 인구 10만 명당 2.6명으로 나타났다. 아동안전사고 사망률(아동 인구 10만 명당)은 2000년 14.4명에서 2010년 4.8명으로 큰 폭으로 감소하였고, 이후에도 소폭으로 감소추세이다. 아동안전사고 사망자수로 보면 2000년 1,434명에서 2010년 387명으로 1/3 이하로 감소하였고, 2015년 225명으로 지속적으로 감소하는 추세이나 2019년에 소폭 증가하였다(통계청, 2020).

어린이는 호기심이 많아서 자기 혼자 무언가를 하려는 욕구가 강한 시기이므로 어린이를 돌보는 보호자가 주변 환경으로부터 어린이의 위험을 막아 주어야 한다. 따라서 보건의료인은 사고는 예방이 가능하다는 점을 기억하여 교통사고를 비롯한 생활 속에서 발생 가능한 각종 사고들을 예방하기 위한 어린이 안전교육을 연령에 맞게 계획하여 적재적소에서 수시로 실시하여야 한다.

소아가 정상적인 성장발달을 하고 있는지에 대해 각 연령에 따른 선별검사를 정기적으로 실시하여야 한다. 체격 및 체위를 측정함으로써 성장 발달의 이상과 비만 및 영양결핍 등을 발견하며, 덴버 발달검사(Denver-Ⅱ screening test) 등을 통해 아동의 발달상태를 정기적으로 검사한다. 보건의료인을 통한 정기적인 검진보다 더욱 효과적인 평가가 부모의 관찰이므로 의료인은 소아의 정상적인 발달에 대한 부모교육을 통해 부모가 아동의 언어, 운동, 정서, 인지 발달상의 문제를 조기에 발견할 수 있도록 교육하여야 한다. 또한 우리나라 소아에게 권장하는 연령별 기본 예방접종을 교육하여 빠짐없이 실시하도록 한다.

(2) 청소년의 건강증진

청소년기는 아동기에서 성인기로 이행하는 단계로서 신체적, 정신적, 사회적으로 매우 중요한 변화와 성숙이 이루어지고, 여러 가지 행동이 습관적으로 확립되는 시기이다(소희영 & 김현리, 1998). 또한 생애주기에서 신체적으로 가장 건강한 시기이지만 성장에 있어서 아동과 성인의 중간에 있는 과도기적 발달로 인한 혼란과 복잡한 변화를 겪게 되는 시기로 많은 건강위험행위들이 시작되는 시기이기도 하다(Barnes, Courtney, Pratt, & Walsh, 2004;송명희, 2005). 특히 우리나라 청소년은 입시나 교우관계에 대한 스트레스로 인해 술, 담배, 약물을 사용하게 되고, 불규칙한 식사나 무분별한 간식섭취와 편식 등의 바람직하지 못한 식습관, 교통발달과 많은 방과 후 학습에 따른 절대적인 시간부족으로 인한 신체활동의 부족, 대중매체를 통한 빈번한 음란물 접촉 등으로 인한 성문제 등이 청소년의 건강과 관련된 문제의 심각성을 가중시키고 있는 실정이다. 청소년기의 건강이 앞으로의 인생을 위해 매우 중요하며 특히 청소년의 건강은 성인기에 올 수 있는 여러 가지 질병을 예방한다는 측면에서, 또한 청소년 자신이 건강한 삶을 영위하는 데에도 필수적이다.

의학적인 관점에서 보면 청소년기가 가장 건강한 시기이다. 그럼에도 불구하고 청소년기의 건강은 첫째, 청소년기의 건강상의 문제는 생의학적인 문제인 경우 보다는 행동적인 문제인 경우가 더 많고 둘째, 불건강한 행위를 보이는 청소년의 수가 증가하고 있으며 셋째, 청소년들이 불건강한 행위를 시작하는 연령이 빨라지고 있고 넷째, 많은 청소년들은 한 가지 이상의 불건강한 행위에 관여하는 몇 가지 특징적인 양상을 보이고 있다(대한가정의학회, 2004). 이러한 청소년기의 특징적인 양상은 예방이 가능하다는 점을 인식하여, 청소년의 부모를 포함하여 각 의료인이 협력하여 포괄적인 접근으로 상담과 건강증진전략을 계획하고 중재하여야 한다. 또한 여러 가지 건강행위의 형성이 청소년기에 형성되기 때문에 이 시기에 올바른 건강행위를 취하도록 하는 것이 성인기에 바람직한 건강행위를 지속하는데 필수적이다. 따라서 보건의료인은 청소년들로 하여금 식습관과 운동습관, 금연, 음주 및 약물사용, 건강한 성행위, 사고예방, 스트레스 관리 등의 건강행위를 올바르게 습관화하여 건강하고 질적인 삶을 영위할 수 있도록 하여야 한다.

청소년은 모든 영양소를 골고루 균형 있게 섭취하는 식습관을 형성하여야 하는데 특히 정상적인 골밀도와 성인기 골다공증을 예방하기 위해 칼슘과 철분결핍 빈혈을 예방하기 위해 철분을 충분히 섭취하도록 해야 한다. 또한 최근 우리나라 청소년의 경우 많은 방과 후 수업이나 과외 등으로 인해 규칙적인 식사가 어려워 식사를 거르거나 인스턴트식품을 과잉으로 섭취하는 경향이 두드러지고 있다. 지나친 인스턴트식품의 섭취는 청소년의 균형 잡힌 영양섭취를 어렵게 하므로 이에 대한 교육이 필요하다. 또 청소년은 거의 대부분의 시간을 학업에 투자하다 보니 운동량이 부족하고 이로 인한 비만의 문제가 급격히 증가하고 있다. 보건복지부 질병관리본부(2014)의 국민건강영양조사에 의하면 우리나라 2013년 청소년(만 12~18세) 비만 유병률은 남자 17.1%, 여자 8.0%였고, 질병관리본부 만성병조사팀에서 조사한 제10차(2014년) 청소년 건강행태 온라인조사 결과에서 우리나라 청소년 비만율은 남학생 13.7%로 여학생 6.1%보다 높았으며, 청소년 비만율이 점차 증가하고 있음을 확인할 수 있다. 또한 최근 7일 동안 아침식사를 5일 이상 먹지 않은 중·고등학생은 28.5%(남 28.2%, 여 28.9%)이었고, 2011년 이후 증가경향을 보였다. 따라서 보건의료인은 청소년기에 초래될 수 있는 이러한 영양상의 문제들을 염두에 두고 청소년으로 하여금 올바른 식습관을 갖도록 계획, 중재하여야 한다.

최근 우리나라 청소년은 규칙적인 운동습관을 유지하기가 특히 어려운 실정이다. 많은 청소년들이 운동할 시간이 없어서 운동을 못한다고 주장하고 있다. 저자가 청소년의 운동습관 향상을 위한 프로그램을 적용해 보았을 때 사실 이들의 이러한 주장이 현실이었다. 또한 청소년기는 변화를 추구하고 도전적인 것을 좋아하는 발달기적 특성을 지니고 있어서 변화 없이 늘 일정한 것을 거부한다. 따라서 청소년을 위한 운동프로그램은 다른 연령층을 위한 운동프로그램보다 좀 더 융통성이 있을 필요가 있다. 청소년의 개별적인 1주 시간 계획표 속에서 운동할 수 있는 시간을 최대한 할애하여 공부하는데 방해가 되지 않도록 하면서 그들의 끊임없는 도전의식과 변화를 즐기는 특성을 고려하여 다양한 종류의 운동을 각자의 선호도에 따라 개별적으로 융통성 있게 계획하여 적용하여야 한다.

청소년의 흡연, 음주, 약물사용, 불건강한 성생활은 성인기의 경우보다 한층 더 해로운데 이는 청소년은 신체적, 정신적으로 아직 완전히 성숙되지 않았기 때문이다. 또한 흡연, 음주, 약물사용, 불건강한 성생활은 서로 연결되어 있어서 한 가지 건강위험행위가 또 다른 건강위험행위에 영향을 주어 이들 건강위험행위가 동시에 습관화된다는 것이 더욱 문제시 되고 있다. 특히 음주나 약물남용은 성적 문란으로 이어져서 원하지 않는 임신이나 성병을 유발하고 우울증을 비롯한 정신질환과 각종 불의의 사고 및 자살의 빈도를 높임으로써 사회문제로까지 확대될 수 있다. 학교 현장에서 꾸준히 금연교육, 성교육 등을 하고 있음에도 불구하고 여전히 이러한 건강위험행위가 문제시 되고 있는 것은 기존의 교육이 일방적이고 집단적인 강의식 교육 위주였음을 고려하여 추후 건강증진프로그램에서는 다양한 분야의 사람들이 공동으로 협조하여 청소년 개인의 요구에 맞는 개별적인 접근을 통해 보다 효과적인 프로그램을 고안할 필요가 있을 것이다. 특히 청소년의 건강위험행위 습관화에는 동년배 집단이 크게 영향을 미친다는 점을 감안하여 청소년을 위한 건강증진프로그램에는 동년배 집단을 포함하고, 가정과 학교, 학교와 지역사회, 학교보건에 대한 국가정책 등이 조화를 이루어 최대한의 효과를 산출할 수 있도록 계획, 중재하여야 한다.

질병관리본부 만성병조사팀의 제10차(2014년) 청소년 건강행태 온라인조사 결과에 의하면 흡연 경험 시작 연령이 2007년 12.5세에서 2014년 12.6세로 비슷한 수준을 유지하고 있다. 그리고 최근 30일 동안 1일 이상 흡연한 사람의 분율인 현재 흡연율은 남학생 14.0%, 여학생 4.0%이며, 최근 30일 동안 매일 흡연한 사람의 분율인 매일 흡연율은 남학생 7.5%, 여학생 1.8%로 연도별 추이를 보면 남녀학생 모두 지속적으로 감소하는 경향을 보이고 있다. 또한 최근 30일 동안 1잔 이상 술을 마신 적이 있는 사람의 분율인 청소년의 현재 음주율은 남학생 20.5%, 여학생 12.6%로 연도별 추이는 최근 9년간 중 · 고등학교 남녀학생 모두 감소경향이었으나 2014년에 남학생은 2013년과 비슷한 수준이었다. 최근 30일 동안 1회 평균 음주량이 중등도 이상(남자: 소주 5잔 이상, 여자: 소주 3잔 이상)인 사람의 분율인 위험 음주율은 남학생 9.5%, 여학생 6.3%로 연도별 추이는 여학생은 2005년 14.2%에서 2014년 6.3%로 7.9% 감소한 반면, 남학생은 2005년 10.5%에서 2014년 9.5%로 비슷한 수준이었다. 성행태에서는 평생 동안 성관계(이성 또는 동성) 경험이 있는 남학생은 7.3%로 여학생 3.2%보다 높았으며, 성관계 경험학생의 피임 실천율은 남학생 44.1%, 여학생은 42.2%이었다.

청소년의 정신건강 측면에서는 스트레스를 대단히 많이 또는 많이 느끼는 남학생은 30.8%, 여학생 43.7%로 나타났고, 최근 12개월 동안 2주 내내 일상생활을 중단할 정도로 슬프거나 절망감을 느낀 적이 있는 남학생은 22.2%로 여학생 31.6%보다 낮았다. 최근 12개월 동안 심각하게 자살을 생각한 적이 있는 남학생은 11.0%로 여학생 15.1%보다 낮았고, 최근 12개월 동안 자살하기 위해 구체적인 계획을 세운 적이 있는 학생은 4.4%, 자살을 시도해 본 적이 있는 학생은 2.9%이었다.

질병관리본부는 제10차(2014년) 청소년 건강행태 온라인조사 결과를 토대로 청소년 건강행태의 10년간의 변화를 첫째, 청소년의 생활습관은 전반적으로 건강한 쪽으로 개선되었으나, 남학생의 흡연율은 여전히 높았고, 특히 중1 흡연율('14년 2.2%)에 비해 고3 흡연율('14년 24.5%)이 12배 이상 높은 점을 볼 때, 사춘기 시기인 청소년기 흡연 예방(흡연 시작의 방지) 및 금연을 위한 획기적인 개입이 필요한 실정이다. 둘째, 그 외에도 음주, 탄산음료 및 패스트푸드 섭취 등의 경우 10년간 점진적으로 개선되어오던 추세가 최근에는 정체되고 있는 것으로 보여 이에 대한 관심이 필요하다고 요약하였다(질병관리본부, 2014). 따라서 보건의료인은 이러한 결과를 바탕으로 올바른 건강행위의 형성기에 있는 청소년이 잘못된 건강위험행위를 수정하고 바람직한 건강습관을 형성, 유지하도록 청소년의 특성을 고려한 근거중심의 건강증진프로그램을 수립, 시행하여야 한다.

청소년 건강행태조사에 대한 최신 결과는 앞서 제시한 제16차(2020년) 청소년건강행태조사 통계 결과와 추후 해마다 발표되는 질병관리청의 청소년건강행태조사 결과를 참고한다.

(3) 여성의 건강증진

여성은 미래의 국민을 탄생시키는 '모성'으로 여성이 건강하지 못하면 태아를 비롯한 차세대의 건강에 영향을 미쳐서 국민건강에 나쁜 영향을 미치게 되며, 또한 2019년 우리나라의 평균수명은 전체 83.3세, 남자 80.3세, 여자 86.1세(World Health Statistics, 2021)로 여자가 남자보다 높아서 건강한 노년을 보내야 하는 당위성이 여성의 경우 더욱 절실하다. 즉 여성은 임신, 출산, 수유, 육아, 피임 등 모성 기능과 관련된 생식보건의 증진이 필요하고, 가사와 직장의 이중 역할부담으로 인한 건강행위 실천의 어려움과 고령화 및 나쁜 생활습관에 따른 만성병 등의 문제를 지니고 있으므로 보건의료인은 이러한 여성 건강의 문제를 예방하고 관리, 증진하기 위한 다각적인 노력이 필요하다.

여성의 경우 자가면역질환에 대한 위험도가 높고, 우울증이나 불안증이 남성보다 2배 이상 높으며, 여성이 남성에 비해 체지방량이 더 높고 규칙적인 운동을 남성보다 하지 않기 때문에 고혈압 발생이 남성보다 높으며 55세 이상의 여성 중 40% 가량에서 콜레스테롤이 높다. 또한 폐경, 유방과 부인과 질환이 여성만의 문제이며, 폐경 이후 여성의 골다공증의 문제가 심각하여 골다공증 환자의 75~80%가 여성이다. 또한 남성보다 여성이 평균수명이 길기 때문에 치매도 여성 환자가 더 많다. 음주나 흡연, 물질남용을 하는 여성이 남성 못지않게 많고 이에 따른 부작용이 남성보다 심각하다. 또한 가정 내 폭력과 성폭력의 문제가 드러난 것보다 더 많고 이로 인한 신체적, 정신적 문제가 다양하게 발생한다. 따라서 보건의료인은 이상의 다양한 건강문제를 지닌 여성의 건강을 보호하고 증진하기 위하여 건강증진전략을 수립, 중재하여야 한다.

(4) 노인의 건강증진

우리나라 고령 인구비율이 2015년 12.8%에서 2021년 16.5%로 증가하고 있고, 유소년인구(0~14세) 100명에 대한 고령인구(65세 이상)의 비를 나타내는 노령화지수 역시 2015년 93%에서 2021년 138.8%로 빠르게 증가하고 있다(통계청, 2021). 이처럼 급속하게 증가하는 노인인구로 인해 가정 내에서뿐만 아니라 국가적으로 다양한 문제를 야기하고 있다. 노인의 90% 이상이 관절염, 고혈압, 요통 등의 만성병을 한 가지 이상 가지고 있다고 지각하고 있고 각종 만성병으로 인해 일상생활 수행이 어렵고 질병 치료를 위한 경제적인 부담과 사회활동 제한, 이로 인한 외로움, 그리고 이들 노인을 돌보는 부양가족의 부담 등이 개인이나 가족의 차원을 넘어 국가차원의 포괄적인 관리를 필요로 하고 있다.

나이가 들면 모든 기능이 쇠퇴하지만 사람의 실제 나이와 건강 나이가 일치하는 것이 아니며 노화의 속도가 사람마다 다르다. 개개인의 생활습관에 따라 노화가 다른 속도로 일어나므로 그 사람의 생활습관을 아는 것이 중요한데 이는 다시 말하면 건강한 생활습관을 지닌 노인은 실제 나이가 들어가더라도 얼마든지 좀 더 젊은 건강나이로 살아갈 수 있다는 말이다. 따라서 노인에게 흔히 발생하는 만성병은 완치보다는 질병의 관리 또는 기능의 유지가 중요하므로 보건의료인간의 다학제적인 접근을 통해 포괄적으로 접근할 필요가 있다. 또한 노인기의 건강증진은 급속도로 증가하는 노인인구로 하여금 단순히 장수하는 것이 중요한 것이 아니라 건강한 노년을 보낼 수 있도록 함이 중요하고 이를 위해 노년기의 다양한 만성병 발생에 결정적인 요인이 되는 생활습관을 건강하게 유지하도록 하는데 초점을 두어 건강증진 전략을 수립함이 필수적이다.

노년기에는 대사기능이 떨어지기 때문에 영양섭취가 충분하지 못할 수 있다. 열량은 성인보다 10~20% 적게 섭취하되 다른 영양소들은 성인과 같은 수준으로 섭취한다. 비만이나 심장질환의 발생위험을 줄이기 위해 과다한 지방섭취를 삼가고, 변비예방을 위해 섬유소 섭취는 늘리도록 하며, 골다공증의 위험을 막기 위해 칼슘섭취는 늘리는 것이 바람직하다. 과다한 열량 섭취를 막기 위해 주식인 밥, 빵, 국수와 같은 식품군은 줄이고 다른 식품군을 골고루 섭취하여 균형 있는 식사를 하도록 권장한다.

노인의 운동은 과격한 운동, 단시간의 강한 운동은 피해야 하고 노인의 유연성을 늘려서 관절가동범위를 늘림으로써 노인의 일상생활동작의 제한을 예방하도록 하고, 걷기와 같이 노인에게 상해를 입힐 가능성이 거의 없이 안전하며 생활 속에서 쉽게 할 수 있는 적합한 운동을 규칙적으로 낮은 강도에서 꾸준히 하도록 권장하여 연령증가와 더불어 줄어드는 심폐기능을 비롯한 신체 여러 가지 기능을 유지, 증진할 수 있도록 전략을 수립, 중재한다.

노인은 은퇴와 배우자 상실을 비롯한 여러 가지 스트레스에 취약하다. 은퇴 전에 미리 은퇴를 준비한 노인일수록 은퇴 후 적응을 잘 할 수 있으므로 미리 미리 은퇴를 준비하고 계획을 세우도록 돕는다. 많은 노인들이 자신의 경제능력의 상실을 힘들어하고 이로 인해 자존감 상실 또는 소외를 경험하게 되는데 고령화와 자녀들의 개인주의적인 성향이 두드러져 가는 최근에는 이에 대한 준비가 더욱 절실하다. 또한 배우자를 잃고 혼자 남는다는 사실이 노인의 스트레스원 중 가장 큰 근원으로 작용하므로 보건의료인이나 가족은 배우자 상실 후 애도하는 기간이 비정상적으로 길지는 않는지 그로 인한 우울이나 신체적 질병의 진전이 나타나지는 않는지 주의하여 관찰해야 한다.

이 밖에도 노화과정으로 인해 줄어든 시, 청각을 비롯한 감각기능의 저하로 인한 문제들을 예방하고, 낙상을 비롯한 노인에게서 흔히 발생할 수 있는 사고손상을 예방하며, 다양한 만성병에 대한 검진과 조기관리, 노인의 치아관리, 또한 노인 인구증가와 더불어 점점 증가하는 치매노인 관리 등을 보건의료인은 노인 건강증진전략 수립에서 염두에 두어야 한다.

2) 장소에 따른 건강증진

(1) 학교에서의 건강증진

학생건강의 책임은 일차적으로는 가정의 학부모에게 있지만 학교는 학생들이 많은 시간을 보내는 곳으로 학생들이 학교생활을 하는 동안 건강관리를 제공할 책임과 학생들이 건강한 생활습관을 형성하도록 지도할 책임을 지니고 있다. 김의수 등(2001)은 학교에서 학생들의 건강교육을 담당해야 하는 중요성을 다음과 같이 제시하였다.

첫째, 학생들의 건강상태는 그들의 학업 성취와 밀접한 관계가 있기 때문이다.

둘째, 우리나라 유치원부터 고등학교에 재학하고 있는 학생 수가 전체 인구의 약 20%를 차지할 만큼 대상자의 숫자가 대단히 크기 때문이다.

셋째, 학교건강교육은 교육 대상자의 의사와는 관계없이 누구나 의무적으로 받아야 하기 때문이다.

넷째, 학생의 건강은 학생의 학습 능률 향상에 필수적 요건이며 건강교육은 학생들의 건강을 유지하고 향상시키는 중요한 수단이 되기 때문이다.

다섯째, 건강교육은 학생들이 건강과 관련한 생활습관을 건강에 이롭게 형성할 수 있도록 도울 수 있기 때문이다.

여섯째, 학교건강교육은 학생을 중심으로 학생과 그들의 가정을 연결시키고 연결된 가정을 통하여 그들이 속한 지역사회와 연계를 맺게 함으로써 지역사회 주민의 건강증진 면에서 핵심적 역할을 맡을 수 있기 때문이다.

이에 덧붙여 학생의 발달기에 해당하는 청소년은 큰 변화를 겪는 시기이고 이 시기에 일생의 습관과 태도를 습득한다. 또한 또래의식이 강해서 학교가 또래인 학생간의 대화 기회를 제공하고 새로운 기술을 배우는 학습 기회와 안전한 환경을 제공할 수 있기 때문이다.

학교 건강증진에서 다루어야 할 내용은 학생 및 교직원의 건강수준을 향상시키기 위해 정확한 통계자료를 확보하고 학생들의 성장발달을 확인하며 이들에게 흔히 발생할 수 있는 질병들을 예방하고 관리하기 위해 건강진단 및 상담을 실시한다. 또한 올바른 식습관, 운동습관, 안전사고예방, 성교육, 금연을 비롯한 약물남용과 절주교육 등의 건강행위를 생활화 하도록 교육하고, 학교 환경을 안전하고 깨끗하게 관리하여 이로 인한 불건강을 초래하지 않도록 관리한다. 이를 위해 학교는 보건교육 및 건강증진프로그램을 운영하여 학생과 교직원으로 하여금 스스로의 건강책임 의식을 고취시켜 건강증진행위를 생활화하고 건강위험행위를 근절하도록 하는데 가장 적절한 환경이 된다. 따라서 학교의 건강증진을 위해 건강교육을 교육과정의 중요한 부분으로 포함시켜 체계적으로 실시하도록 하며, 학생과 교직원이 스스로의 행동변화에 책임을 지고 능동적으로 참여하도록 계획한다.

학교 건강증진의 효과를 극대화하기 위해 학교가 속한 지역사회의 보건정책을 바탕으로 그 틀 내에서 연계하여 실시하도록 하며 지역사회 기타 기관들과도 협력하는데 특히 중요한 것은 학생들의 보호자(부모)를 포함하여 학생들의 건강증진에 동참하도록 함으로써 학교에서의 건강교육이 일상으로 이어지도록 한다. 실제로 건강교육이 학교에서 실시되고 있음에도 불구하고 그만큼 실효를 얻지 못하는 이유 중 중요하게 지적되는 것이 내용이 일회성이고 일관성과 연속성이 없다는 것과 교육이 교육에서 그치고 일상 속 행동의 변화로 이어지지 않기 때문이므로 이러한 점을 염두에 두고 시간과 에너지를 학생들의 건강증진에 좀 더 할애하여 연속적이고 일관성 있는 교육을 학생 개별적인 특성을 고려하여 체계적으로 제공함으로써 학생의 긍정적인 건강행위변화로 이어지도록 노력해야 한다.

(2) 산업장에서의 건강증진

산업장에서의 근로환경이 근로자의 안전과 건강, 나아가 작업의 생산성에 직접적인 영향을 미친다는 인식하에 점차 근로자의 안전과 건강에 많은 노력을 기울이고 있다. 정부에서도 산업안전보건법을 제정하여 모든 사업장으로 하여금 지키도록 하고 있는데 총칙 제1조(목적)에 보면 "산업안전보건법은 산업안전 · 보건에 관한 기준을 확립하고 그 책임의 소재를 명확하게 하여 산업재해를 예방하고 쾌적한 작업환경을 조성함으로써 근로자의 안전과 보건을 유지 · 증진함을 목적으로 한다."고 밝히고 있다(한국산업안전공단, 2008). 따라서 보건의료인, 특히 산업장 건강관리에 책임을 지고 있는 의료인은 근로자의 작업환경을 쾌적하게 조성하고 근로자의 안전과 건강을 유지 · 증진하기 위해 다각적인 노력을 기울임으로써 근로자의 삶의 질 향상뿐만 아니라 생산성 증대를 통한 국가 경제력 강화에도 관심을 기울여야 한다.

산업장에서의 건강증진은 건강한 성인에게 건강증진프로그램을 제공할 수 있는 사실상 유일한 통로로서의 의미를 갖는다. 산업장내 근로자는 경제활동인구의 대부분을 차지하는 인구집단이면서 보건의료서비스에 가장 적게 접촉하는 사람들이므로 이들을 대상으로 한 건강증진 접근은 전 인구의 건강증진목표 달성을 위해 상당히 고무적인 결과를 산출할 수 있다. 이들에게 건강증진프로그램을 제공할 때는 산업장의 현황을 파악하여 산업장의 주어진 여건 내에서 근로자의 요구를 수렴하여 실시하며 프로그램의 전 과정에 근로자가 적극 참여하게 하여 흥미를 유발시킨 후 프로그램을 효과적으로 적용한다. 산업장에서 관심을 기울여야 할 주요 건강증진내용은 정기적인 건강검진, 성인병 관리(고혈압, 심장병, 당뇨병, 비만 등 관리), 건강행위개선(운동, 식습관, 금주, 절주 등), 안전사고 예방(안전띠 착용, 자동차 안전 운행, 안전한 작업환경 유지 등), 직장 내 스트레스 관리 및 직업 만족도 향상 등을 포함한다. 이러한 건강증진프로그램의 적용은 흡연율 및 음주율 등을 줄이는 효과뿐만 아니라 성인병 발생률을 줄이고 산업재해 발생률을 감소시키며 직장에 대한 만족도가 높아져서 궁극적으로 노사관계 개선과 생산성 증대까지 가져올 수 있다.

(3) 의료기관에서의 건강증진

병원은 주로 치료에 중점을 두는 것이 현실이지만 점차 국민건강증진을 위한 서비스를 제공하기에 중요한 장소라는 인식이 두드러지고 있다. 이는 병원을 찾는 인구가 상당히 많고 병원을 찾는 사람들은 건강에 대한 어떤 문제를 갖고 있는 경우가 대부분이어서 건강에 관심이 많다. 그리고 건강하지 못한 사람들을 보면 건강이 중요하다는 것을 더 인식하게 되어 건강증진 교육에 대한 요구가 더 높아진다. 또한 병원 내 근무하는 의료인이나 병원 내에서 제공하는 정보에 대해서는 매우 신뢰하면서 주어지는 정보에 상당히 귀를 기울이는 경향이 있고 어느 병원에서나 진료를 위해 대기하는 시간이 일정 시간 있기 마련이므로 건강증진 교육을 위한 시간을 만들 수 있다(대한가정의학회, 2004).

의료기관에서의 건강증진 대상이 되는 사람들의 예를 제시하면 다음과 같다. 급성 또는 응급 질병으로 병원을 찾는 사람은 당장의 치료가 보다 더 우선시 되겠지만 이러한 급성, 응급 환자가 아니라면 누구나 의료기관에서의 건강증진 제공의 대상이 될 수 있는데 종합검진이나 암 검사 등을 받기 위해 내원한 환자에게 정기검진의 중요성을 교육하고 추후 건강문제 발생을 예방하기 위해 건강행위 실천이 왜 중요한지를 설명할 수 있다. 갱년기 증세를 호소하면서 부인과를 방문한 중년여성에게 여성건강에 대한 교육을 하는 것이 효과적일 수 있을 것이며 만성 피로를 호소하는 직장인에게 생활 속 건강행위 실천의 필요성을 교육할 수 있다. 또한 당뇨병이나 고혈압과 같은 성인병의 관리를 위해 방문한 만성질환자에게 혈당수준과 혈압을 낮추기 위해 운동요법과 올바른 식습관 관리가 반드시 필요함을 체계적으로 교육하고 지속적으로 관리하는 것도 의료기관에서의 건강증진 영역 중 한 예가 된다.

의료기관을 찾는 환자는 통상적으로 자신의 건강증진만을 목적으로 의료기관에 오지는 않는다. 그러므로 보건의료인은 건강상의 문제해결을 비롯한 정기검진 등의 다른 목적으로 내원한 환자를 돌보면서 자연스럽게 건강증진 활동을 포함하여 중재해야 하며 즉각적인 성과를 가져오지는 않더라도 대상자와 좋은 상호관계를 유지하면서 환자가 자신의 건강을 위해 가장 믿고 신뢰하는 사람이 의료기관에서 근무하는 보건의료인 본인임을 인식하여 대상자 각 개인에게 필요한 건강증진전략을 계획하여 중재해야 한다. 이를 위해 외래 진료를 할 때, 입원환자의 건강교육을 통해, 건강증진 클리닉(건강증진 종합클리닉, 운동클리닉, 영양교실 등) 개설을 통해, 건강문제별(당뇨환자, 고혈압환자, 관절염환자 등)로 대상자를 구분하여 소그룹 또는 집단교육을 제공하면서 등등의 다양한 노력을 통해 의료기관을 방문한 환자 또는 보호자에게 건강증진프로그램을 체계적으로 적용할 수 있다.

(4) 지역사회에서의 건강증진

최근 보건의료 전반에서는 병원 중심의 의료제공에서 나아가 지역사회 중심의 일차보건의료에 더 많은 관심을 기울이고 있다. 개인이나 가족을 포함하는 지역사회의 건강에 관심을 갖고 국민들의 기본적인 건강권을 보장해 주고자 하는 취지로 지역사회에서의 건강증진의 중요성이 더욱 커지고 있다. 이를 위해 보건의료인은 자신이 속한 지역사회의 예방이 가능한 건강문제, 예를 들어 음주나 흡연, 만성질환, 수질 혹은 대기오염, 지역풍토병 등을 파악하고 보건의료인 본인 한 사람만의 힘으로가 아니라 자신의 전문성을 살려서 여러 보건의료 인력과 지역사회 기관 및 전문가가 협력하여 지역사회 주민들의 건강증진을 달성하고자 노력해야 한다.

지역사회에서의 건강증진 대상은 지역사회에 거주하고 있는 개인이며, 지역사회는 행정구역상의 읍, 동, 구, 시 또는 종교집단, 사회적 이익집단 등이 될 수 있다. 같은 지역사회에 거주하는 사람들을 이웃이라고 칭하는데 이웃은 비슷한 물리적 환경 내에서 교통시설 및 지역사회 여러 시설 등을 비롯한 이웃 내에서 제공되는 서비스가 유사한 집단이며, 주민간의 상호작용, 지역 내 많은 공동체, 공동의 자조활동 등의 사회적 환경이 유사한 집단이다. 따라서 이들이 가지고 있는 공동의 문제들을 해결하기 위해 지역사회 주민의 다수를 위한 건강증진전략으로 제공한다면 비용 효과적인 이득이 발생할 수 있으며, 지역사회 구성원 사이의 사회적 지지와 정보교환의 기회를 증가시킬 수 있고, 지역사회

내의 상호조직 체계는 개개인의 건강증진 노력을 촉진하는데 긍정적인 영향을 미칠 수 있으며, 건강증진을 위해 단편적이기 보다는 포괄적인 접근이 가능하게 함으로써 개인의 건강행위변화뿐만 아니라 지역사회 전체의 바람직한 건강성과를 달성할 수 있다.

지역사회 건강증진전략은 지역주민의 건강성과를 달성하기 위해 지역사회 주민이 가지고 있는 건강문제를 그들 스스로 해결하도록 돕는 것이므로 지역주민의 자발적인 참여와 조직화가 무엇보다 중요하다. 그 다음 지역사회 건강증진프로그램의 대상이 되는 지역사회 주민이 누구인지 명확히 규정하고 대상 지역사회와 주민들의 건강상태와 문제들을 정확하게 파악한 후 이를 해결하기 위해 건강증진프로그램을 구체적으로 계획하여 적용하고 평가한다. 이를 위해서는 다음의 요소들이 필요한데 첫째, 지역사회 자체가 현안에 대해 정확하게 인지하고 있어야 한다. 둘째, 지역사회의 건강문제를 파악하기 위해 의견수렴이나 현황 파악을 위한 조사가 필요하다. 셋째, 지역사회 건강문제를 담당할 자격 있는 전문가가 필요하다. 넷째, 현존하는 건강관련 조직 또는 지역사회 자원을 활용한다. 다섯째, 지역사회 건강목표 설정과 계획 실천에 필요한 대표기구 또는 조직의 설립이 필요하다. 여섯째, 필요시 자원 봉사자 등 인력 교육이 필요하다. 일곱째, 참여자의 동기부여와 참여를 유지하도록 계속적인 피드백을 제공한다. 여덟째, 이용가능한 대중매체를 활용한다.

우리나라에서는 한국건강증진개발원의 건강증진정책개발 중 하나로 '지역보건의료계획'을 하고 있는데, 이는 지자체(보건소)가 지역주민의 건강수준 향상과 건강환경 조성을 위하여 보건사업의 목표를 설정하고, 이를 달성하는데 있어 한정된 보건자원을 합리적으로 활용하기 위한 방안을 모색하는 종합적이며 체계적인 계획을 말한다. 또한 건강증진사업으로 '지역사회 통합건강증진사업', 즉 지자체(보건소)가 지역사회 주민을 대상으로 실시하는 건강생활실천 및 만성질환 예방, 취약계층 건강관리를 목적으로 하는 사업을 통합하여 지역특성 및 주민 수요에 맞게 기획/추진하는 사업을 시행하고 있다. 지역사회 통합건강증진사업은 각 시/군/구별로 부여한 지출한도를 기준으로 일정한 사업 범위 내에서 자율적으로 기획하고 설계하는 사업으로 그 범위에는 금연, 절주, 신체활동, 영양, 비만, 구강보건, 심뇌혈관질환예방관리, 한의약건강증진, 아토피천식예방관리, 여성어린이 특화, 치매관리, 지역사회중심재활, 방문건강관리가 포함된다. 그리고 지역사회의 건강증진을 위하여 지역사회 주민이 주체가 되어 능동적으로 기획, 수행, 평가, 환류, 전 과정에 참여하여 지역사회의 전반적 변화를 주도하는 사업으로, 지역사회 참여형 건강증진 모형개발 시범보건소(16개 건강증진보건소) 기술지원을 사업내용으로 하는 '지역사회 참여형 건강증진사업'을 실시하고 있다(한국건강증진개발원, 2015).

3) 우리나라 국민건강증진종합계획 : 인구집단별 건강관리

정부도 대상자 중심의 건강관리가 중요하다는 점을 감안하여 보건복지부에서 발표한 「국민건강증진종합계획 Health Plan 2030」의 6개 분야에 인구집단별 건강관리를 포함하여 비교적 공통의 건강문제를 보유한 생애주기별, 인구집단별 집단의 건강관리에 대한 종합적 접근을 모색하고자 7개 중점과제(영유아, 아동 · 청소년, 여성, 노인, 장애인, 근로자, 군인)를 선정하였다. 특히 HP 2030에서는 HP 2020에서 다룬 모성건강과 다문화가족건강을 여성으로, 취약가족방문건강을 노인으로 통합하여 7개 중점과제를 포함하였으며, 각 중점과제별 사업내용을 요약하면 다음과 같다(보건복지부, 2021).

영유아 중점과제에서는 모든 아이들의 안전한 출생과 정상적 성장 · 발달 보장을 위해 고위험 산모 · 신생아 의료체계 개선으로 신생아 사망률 격차 해소, 모유수유 등 출산가정 지원을 통한 아동의 장기적 질병 예방, 영유아 사망 및 장애 예방, 검진 개선 및 발달 지원사업 확대를 포함하고 있다.

아동 · 청소년 중점과제에서는 아동 · 청소년 질병 · 사고 예방을 통해 평생 건강 기틀 형성을 마련하기 위해 아동 · 청소년 발달단계에 따른 건강증진교육 내실화, 학교 주변의 건강유해요인 개선을 통한 건강한 교육환경 조성, 아동 · 청소년 건강진단 및 건강서비스 사각지대 해소를 사업내용으로 포함하고 있다.

여성 중점과제에서는 여성의 생애주기별 맞춤형 건강정책 추진을 위해 의료적 또는 사회적 고위험 임산부 체계적 지원, 남녀가 함께하는 생애주기별 성 · 재생산 건강증진 강화, 건강격차 해소를 위한 취약계층 여성 지원 강화를 포함하고 있다.

노인 중점과제에서는 건강한 노년의 삶을 누리기 위한 노인친화적 건강환경 조성을 위해서 건강한 노년을 오래 누리기 위한 지역사회 지원 확대, 기능상태 유지와 장애 예방을 위한 노인성 질환 치료 · 관리 지원, 노인 건강관리서비스 및 의료 접근성 증진을 포함하고 있다.

장애인 중점과제에서는 장애인 건강증진 및 건강불평등 해소를 위한 예방의료 강화를 위해 장애인 건강관리와 2차 장애 예방, 장애인 필수 의료서비스 접근성 강화, 국가단위 빅데이터 기반의 장애인 건강통계 및 지식정보 산출을 포함하고 있다.

근로자 중점과제에서는 근로제도 및 환경개선을 통해 근로자 건강보호를 달성하고자 산재 다발 업종별 위험요인 집중관리를 통해 안전한 일터 조성, 주 52 시간제 정착 및 장시간 노동이 빈번한 업종의 개선 추진, 근로자 건강관리 형평성 제고를 위한 지지적 환경 구축, 고위험군[산재(산업재해로 인해 요양 중인 근로자), 산재목격, 자살발생 사업장 근로자, 실업근로자(지속적인 구직활동에도 실업상태에 놓여져 있는 근로자) 등] 대상 정신건강서비스 제공으로 자살예방을 포함하고 있다.

군인 중점과제에서는 군별 · 부대별 필수사업과 특성을 고려한 맞춤형 건강증진을 위해 군별, 부대별 특성을 고려한 차별화된 건강서비스 집중 제공과 군 감염병 관련 건강문제 대응 강화를 포함하고 있다.

9. 건강증진프로그램 기획

효과적인 건강증진프로그램은 대상자의 요구를 바탕으로 분명하고 구체적인 목표설정과 목표달성을 위한 적절한 방법의 계획 하에 제공되어야 한다. 합리적인 기획은 바람직한 결과를 산출하도록 최선의 방법을 선택하는 의사결정 수단을 제공한다. 프로그램(사업)의 규모나 대상이 어떠하든지 기획은 여러 단계들을 거치는 체계적인 업무가 필요한데 Ewles와 Simnett(1999)의 기획 틀은 다양한 상황에서 적용이 가능한 일반적인 틀이다(표 9-1). 본서에서는 건강증진 전략기획을 Ewles와 Simnett(1999)의 기획모형과 유사하지만 조금 달리 제시하고자 하는데 Ewles와 Simnett(1999)의 3단계 목적달성을 위한 최적 방법의 선정과 4단계 가용 자원 파악을 목적달성을 위한 전략수립에 포함하여 설명할 것이며, 6, 7단계는 제5장 건강증진 프로그램의 실제에서 적용 예를 통해 설명할 것이다. 따라서 여기서는 건강증진사업(프로그램)을 효과적으로 제공하

[표 9-1] Ewles와 Simnett (1999) 기획모형

단계	내용
1 단계	필요와 우선순위 규명
2 단계	목적과 목표의 설정
3 단계	목적 달성을 위한 최적 방법의 선정
4 단계	가용 자원 파악
5 단계	평가 방법의 계획
6 단계	실행 계획 수립
7 단계	계획의 실행 및 평가

기 위한 기획과정에서 필요한 대상자의 요구사정, 목적 및 목표설정, 전략수립, 목적달성을 확인하기 위한 평가 계획에 대해 살펴보고자 한다.

1) 대상자의 요구사정

건강증진사업을 기획할 때 가장 먼저 할 일은 대상자의 요구를 사정하는 일이다. 이는 대상자의 건강증진을 위해 가장 우선시 되어야 할 내용이 무엇인지 그리고 어떤 특정집단을 위해 가장 먼저 시행되어야 할 사업이 무엇인지를 결정하기 위해 선행되어야 한다. 자료 수집을 통한 요구평가를 통해 그 다음 목표를 세우게 되는데 요구를 평가해야 하는 이유는 인구집단의 건강을 증진시키기 위하여, 건강의 잠재력을 최대화하기 위하여, 건강에서의 불평등과 변화를 줄이기 위하여, 자원 활용의 형평성을 확립하기 위해서이다(Pickin & St Leger, 1993). 대상자의 요구를 평가함으로써 프로그램 제공의 올바른 방향 설정을 돕고, 건강요구가 충족되지 못한 소수집단이나 지역사회 주민의 특별한 요구를 확인하여 이를 해결하게 하며, 위험집단을 대상으로 선정할 수 있고, 자원배치를 원활하게 할 수 있다(Naidoo & Wills, 2000).

요구사정을 위해 먼저 필요한 자료를 수집하게 되는데 자료는 자료원에 따라 기존 자료가 없어서 조사대상으로부터 직접 자료를 얻는 1차 자료와 이미 수집되어 있는 기존의 자료로부터 자료를 얻는 2차 자료로 구분한다. 1차 자료 수집방법에는 단면설문조사, 다단계 설문조사(델파이기법), 대상집단 공청회, 초점집단 면담, 관찰 등이 있고, 2차 자료는 정부기관에서 제공하는 통계자료를 포함하여 관련 연구보고서와 자료집, 문헌 또는 대학, 연구소 등 비정부기관의 자료 등을 통해 얻을 수 있다. 2차 자료는 자료수집 시간과 비용이 적게 든다는 장점이 있지만 2차 자료의 수집 시기나 수집방법, 대상 등이 적절하여 대상자의 요구를 제대로 파악하는데 유용한 자료인지에 대한 타당성을 점검한 후에 사용해야 한다.

① 델파이 기법은 예측하고자 하는 어느 특정 (사회)현상에 대하여 그 분야의 전문지식을 가진 전문가들에게 앙케트를 통하여 의견을 듣고, 그것을 집계한 결과를 다시 앙케트로서 회답자에게 보내어 그 의견들을 집계한다. 이와 같이 여러 번 앙케트를 반복하여 전문가의 견해를 수렴(收斂) · 분석하여 예측의 자료를 삼는다. 이러한 방식은 한 사람보다는 여러 사람의 의견을 종합 · 분석하는 것이 보다 신뢰성 있는 결과를 얻을 수 있다는 가정을 전제로 한 것이다(유종해, 김동현 외, 1993).

② 초점집단 면담(focus group interview)은 어떤 주제에 대하여 정보를 얻거나 문제를 제기하도록 하기 위하여 특정 개인들을 선발하여 집단으로 나눈 다음, 선정된 주제에 대하여 개인적 경험, 견해, 믿음, 태도, 느낌 등에 대하여 발표하고 토론하도록 하는 방법이다(한국교육평가학회, 2004).

2) 우선순위 선정

자료를 통해 요구조사를 하였다면 그 다음은 어떤 요구를 가장 우선시 할 것인지를 결정해야 한다. 국가의 보건사업정책의 방향과 일치하여야 예산 배정이 되므로 이를 고려해야 하고, 사업대상의 제한된 인적, 물적 자원을 고려하여 우선순위를 결정해야 한다.

개인을 대상으로 하는 건강증진프로그램의 경우 대상자의 요구는 각 대상자가 지닌 건강문제에서 비롯되는 것이 보편적일 것이다. 또한 그 대상자가 가진 요구는 하나 또는 그 이상일 수도 있는데 이 요구에 대한 우선순위는 보건의료인과 대상자가 상호 의견교환을 통한 합의하에 결정되어야 하지만 Maslow의 인간 욕구체계가 우선순위를 정하는 기준으로 활용될 수 있다.

반면 건강증진프로그램의 대상이 지역사회나 학교, 산업장과 같은 집단인 경우, 요구조사를 통해 파악된 많은 요구들을 동시에 모두 충족시킬 수 없으므로 더욱 면밀히 대상집단의 요구를 평가해야 한다. 우선되는 문제나 영역이 인구 전체 혹은 특정 집단 내에서 조기사망 또는 불 건강의 주요 원인이 되는지, 대상 집단의 건강향상을 위한 프로그램 제공을 위해 효과적인 개입이 가능한지, 국가의 국민건강목표에 부응하는지, 대상집단의 주요 건강 결정요인인지, 이용 가능한 인적 · 물적 자원에 근거한 실용성이 있는지 등을 전문가적인 판단으로 고려하여 우선순위를 결정한다.

우선순위를 정하는 방법으로 기본적인 우선순위 등급화(Basic Priority Rating: BPR)를 적용하여 점수로 정량화하여 결정하는 방법이 있다. 이것은 아래 네 가지 요소에 각각의 가능한 점수를 주어 산출하는 공식을 활용하는 것이다(Hanlon & Pickett, 1984).

A. 문제의 크기(0~10)

B. 문제의 심각성(0~20) : 경제적 손실(0~5), 관련되지 않는 사람들의 수(0~5), 심각성(0~5), 긴급성(0~5)

C. 가능한 중재의 유효성(0~10)

D. 타당성, 경제성, 수용성, 자원, 적법성(PEARL) (0 또는 1)

$$BPR = \frac{(A+B)C}{3} \times D$$

A. 문제의 크기

문제의 크기는 문제를 가진 사람의 숫자와 관계가 있는데, 유병률이나 발병률의 크기를 이용하여 점수화한다. Neiger, Thackeray와 Fagen(2011)은 문제의 크기를 점수화하는 방식의 예로 인구 10만 명당 발병률 또는 유병률로 다음과 같이 제안하였다.

인구 10만 명당 유병률 또는 발병률	점수
150명 이상	10점
125–149명	8–9점
100–124명	6–7점
75–99명	4–5점
50–74명	2–3점
0–49명	0–1점

B. 문제의 심각성

문제의 심각성은 네 가지 하부기준, 즉 긴급성, 심각도, 경제적 손실, 다른 사람에게 미치는 영향으로 평가한다.

① 긴급성은 질병의 확산을 예방하거나 줄일 필요가 있는 긴박성의 정도, 만성질병에 비하여 전염성 질병, 또는 건강문제의 증가, 안정, 감소 추세에 따라 긴급성을 정의한다. 즉 추세가 증가하는 경향이면 5–4점, 안정화 경향이면 3–2점, 감소추세이면 1–0점을 준다.

② 심각도는 건강문제의 치명성, 조기사망률, 장애정도로 평가하는데, 5년 생존율을 사용하여 치명성과 전염성질병 및 만성병의 영향을 잘 대변할 수 있다. 치명성, 조기사망률, 장애정도를 통해 평가한 심각도가 높으면 5–4점, 중간이면 3–2점, 낮으면 1–0점을 준다.

③ 경제적 손실은 그 건강문제와 관련하여 사회가 지불해야 하는 비용의 누적이다. 비용은 연간(annual), 생애(lifetime), 병원비용(hospital costs) 등의 직간접 비용을 포함한 하위범주를 반영하여 높으면 5–4점, 중간 정도이면 3–2점, 낮으면

1-0점을 준다.

④ 다른 사람에게 미치는 영향은 건강문제의 전파특성으로 정의된다. 예를 들어 그 건강문제의 전파하는 속성으로 전염성 질병을 분석할 때, 다른 사람에게 미치는 건강문제와 관련된 행동적 효과로 간접흡연이나 알콜이나 약물사용 상태에서 하는 운전이 다른 사람에게 미치는 영향, 불구를 가진 사람을 돌보는 타인이 겪는 정서적 육체적 영향 등 다양한 방식으로 정의할 수 있다.

C. 가능한 중재의 유효성

가능한 중재의 유효성을 정확하게 추정하는 것이 쉽지 않은데 Brownson, Fielding와 Maylahn(2009)에 의해 개발된 분류체계를 사용하면, 근거기반 중재에 대해서는 9-10점, 효과적인 프로그램은 7-8점, 유망한 중재에는 5-6점, 최근 만들어진 중재는 3-4점, 아직 증명되지 않은 중재에는 0-2점을 준다.

D. 적절성, 경제성, 수용성, 자원, 적법성(PEARL)

이것은 적절성(Propriety: 해당기관의 업무 범위에 속하는가?), 경제성(Economics; 문제를 해결하는 것이 경제적 의미가 있는가?), 수용성(Acceptability: 대상자가 사업을 수용하는가?), 자원(Resources: 사업을 하는데 사용할 자원이 있는가?), 적법성(Legality: 법적으로 적법한가?)을 말하며, 약어로 PEARL로 표현한다. BPR 모델에 의해 우선순위가 결정되었다 하더라도 PEARL의 다섯 가지 평가항목 중 하나라도 불가의 판정인 0점을 받으면 사업을 시작할 수가 없다.

3) 건강증진프로그램의 목적 및 목표설정

건강증진프로그램 기획 과정의 다음 단계는 프로그램의 대상이 되는 개인, 집단, 지역사회의 건강증진 목적 및 목표를 규명하고 그것들의 우선순위에 근거하여 관련된 행위변화 조건들을 검토하는 것이다. 목적은 변화되어야 할 대상자 중심의 궁극적이며 전반적인 상태에 대한 광범위한 진술이며, 목표는 대상 집단이 변화되어야 할 상태를 나타내는 구체적인 진술이다. 목표 진술에는 사업 대상, 시간(언제까지), 사업 내용(무엇)을 제공하여 변화하기를 기대하는 양(어느 정도로) 또는 방향 등이 포함된다. 또한 목표는 대상 집단에게 현실적으로 적절해야 하며 변화되어야 할 행위가 구체적으로 정확하게 정의되어야 하고 측정 가능한 결과로 진술되어야 한다(윤순녕 외, 2000). 목적은 성취하고자 하는 내용에 대한 포괄적인 기술이며, 목표는 성취해야 할 구체적인 목적으로 구체적인 목표는 정확한 결과를 포함한다. Naidoo와 Wills(2000)는 구체적 목표는 SMART, 즉 구체적(Specific), 측정 가능(Measurable), 달성 가능(Achievable), 현실적(Realistic), 시간적 제한(Time-limited)을 고려해야 한다고 하였다.

목적은 건강증진프로그램의 어떤 특정 영역에 있어서 건강을 증진하고자 하는 최종 성취도를 말하며, 'AIDS 발생률 감소'를 예로 들 수 있다. 목표는 구체적일 필요가 있으며, 프로그램 대상자가 참여한 프로그램이 종료될 때 달성하게 될 것을 미리 예정해 놓은 기술서이다. 따라서 목표는 어떠한 방법으로든 측정되어야 한다. 목표는 교육적, 행태적, 정책적, 과정적 혹은 환경적 결과를 구체적으로 언급할 수 있다. 교육적 목표는 지식의 향상을 추구하는 지적 목표, 태도와 믿음의 변화에 관한 정서적 목표, 새로운 능력과 기술 습득에 관한 행동적 혹은 기술적 목표로 설정될 수 있다. 또한 흡연량 감소나 운동빈도 증가 등의 생활양식의 변화나 정기검진을 위한 의료기관 방문 증가와 같은 건강서비스의 이용 증가 등을 포함하는 행태 변화를 목표로 설정할 수 있다. 그리고 공공기관 내 금연구역 확대 등과 같은 정책변화에 관한 정책적 목표를 수립할 수도 있고, 건강증진사업에 대상자가 참여하는 기회나 상호작용의 증가와 같은 과정상의 목표도 수립 가능하며, 담배광고 제한과 같이 환경을 더욱 건강하게 바꾸는 것에 관한 환경적인 목표도 수립될 수 있다. 이렇게 설정된 목표가 구체적이어야 평가단계에서 설정된 목표를 바탕으로 프로그램 달성정도를 정확하게 평가할 수 있다.

4) 건강증진 목적달성을 위한 전략 수립

건강증진프로그램을 수행하기 위해서는 건강증진프로그램 대상에게 적절한 전략을 구체적으로 수립할 필요가 있다. 건강증진프로그램 수행을 위해서는 먼저 프로그램 수행에 대한 대상자의 동의가 필요하다. 개인을 대상으로 하는 프로그램이라면 개인 대상자와 보건의료인 간의 협의에 따른 참여 동의가 필요할 것이고 학교나 산업장 등과 같은 집단을 대상으로 한 프로그램기획이라면 그 집단에 속한 개인뿐만 아니라 그 집단의 대표를 비롯한 관련 책임자 및 전문가의 협력과 동의가 우선해야 한다. 특히 프로그램의 실무적용이 연구와 연결된 것이라면 최근 연구대상자의 인권보장이 더욱 중요하게 강조됨에 따라 IRB(Institutional Review Board)의 심사 후에 시행해야 하고 IRB의 승인을 받기 위해서는 대상자의 문서화된 동의가 반드시 필요하다.

대상자의 동의 후에 고려해야 할 것은 건강증진프로그램 대상의 역량, 즉 강점과 약점을 확인하는 것이다. 이것은 앞장에서 소개한 개인 또는 집단 대상의 특성에 대한 숙지를 포함하며, 같은 대상 집단이라도 개별적인 강점과 약점은 차이가 있기 마련이므로 대상자와의 상호작용 하에 면밀하게 검토해야 한다. 예를 들어 금연프로그램을 개인에게 적용하고자 한다면 그 개인의 연령, 가족구성원의 협조여부, 개인적인 성향, 금연의지 등에 따라 강점과 약점이 다를 것이며, 금연프로그램을 산업장에서 적용하고자 할 때도 그 산업장이 직원의 금연을 위해 어떻게 협조하고 있느냐 또는 근무여건이 어떠한가, 직원들의 금연의지가 어느 정도인가 등에 대한 분석 없이 타당한 전략을 수립할 수가 없을 것이다. 이는 프로그램 수행에 따르는 대상자의 행위변화를 촉진하는 요인 또는 방해하는 장애요인에 대한 고려를 포함하는데 프로그램 전략수립 단계에서 이를 미리 고려하여 프로그램을 적용한다면 프로그램 수행 중에 부딪히는 장애요인을 사전에 예방하는데 도움이 될 수 있을 것이다.

대상자의 강점과 약점을 분석한 후에는 그 대상이나 프로그램 내용에 가장 적절한 방법을 선택한다. 예를 들어 청소년의 스트레스관리 프로그램을 제공하고자 한다면 개별면담을 통한 상담 또는 소그룹 토론 등의 방법이 효과적일 수 있지만 산업장 근로자의 안전사고 예방을 위한 교육프로그램 적용이라면 집단교육이나 리플릿과 같은 교육 자료를 활용하는 것이 더 효과적일 수 있을 것이다. 건강증진프로그램 수행을 위해 가장 적절한 방법을 선택하였다면 이를 수행하기 위한 가용자원(인력, 비용, 시간, 시설, 장비 등)을 검토해야 한다. 위의 예로 다시 설명하면 청소년의 스트레스 관리프로그램을 위해 개별 면담 및 소그룹 토론 방법을 선택하였다면 학생들의 시간이 언제 가능한지, 면담 또는 소그룹 토론 장소가 있는지, 면담인력으로 누가 어느 정도의 시간을 할애하여 면담에 참여할 수 있는지, 스트레스를 해소할 수 있는 대처방안(예를 들어 영화 관람과 같은 문화생활, 농구와 같은 운동 등) 중 어떤 것이 현재 제공 가능하여 청소년에게 대안으로 제시할 수 있는지, 그것을 위한 비용은 얼마이며, 비용의 출처는 어디인지, 프로그램 달성을 위해 어느 정도의 시간이 필요한지 등에 대해 구체적으로 계획하여야 한다.

이렇게 건강증진프로그램 대상자의 동의, 대상자의 역량, 즉 강점과 약점(행위변화의 촉진요인과 장애요인)에 대한 분석, 적절한 방법 선택, 가용자원 검토가 되어졌다면 전략단계에서 마지막으로 프로그램을 수행하기 위한 실행계획을 알고리즘 또는 체크리스트, 활동 스케줄 표 등을 활용하여 구체적으로 세운다. 프로그램을 체계적으로 적용하고 관리하기 위해 인력, 시간, 장소, 비용, 필요한 물품 또는 장비, 프로그램 수행 중 예상되는 문제에 대한 대처방안, 일일 계획표 또는 월별 계획표 등을 꼼꼼하게 목록화하여 준비한다.

5) 목적달성을 확인하기 위한 평가 계획

건강증진프로그램을 개발하여 전문적으로 사업을 추진하기 위해서는 제대로 된 평가가 매우 중요하다. 평가는 추진될 프로그램(사업) 계획을 알려주고 프로그램의 기대치를 대상자와 전문가 양자가 구체적으로 인식하게 함으로써 프로그램을 보다 성공적으로 달성할 수 있도록 돕는다. 또한 평가는 적용된 프로그램의 결과분석을 통해 목표가 성취되었는가를 결정하고 적용된 방법이 적절하고 효율적인지를 밝히기 위해 필요하며, 수행된 방법과 전략의 효과를 다른 건강증진 전문가에게 알려줌으로써 여기서 범한 같은 오류가 재 발생하는 것을 예방하는데 도움을 줄 수 있다. 평가가 필요한 또 다른 이유는 원하는 결과가 가장 경제적인 방식으로 성취되었는지, 그리고 건강증진에 대한 자원배분이 타당하였는지를 판단하기 위해서이다.

김의수 등(2001)은 프로그램에 대한 평가는 평가를 하는 목적에 따라 다를 수 있지만 일반적으로 다음과 같은 질문에 대한 답을 얻기 위해 수행된다고 하였다.

- 프로그램이 현재의 상태 그대로 계속되어야 하는가?
- 효과와 효율성을 높이기 위해 프로그램의 수행 절차와 방법을 어떻게 개선할 수 있겠는가?
- 어떤 방법이나 활동이 가장 좋은 결과를 산출할 수 있겠는가?
- 이 프로그램이 다른 곳에서도 시행가능한가?
- 이 프로그램에는 자금이 얼마나 사용되어야 하는가?
- 프로그램에 대한 평가 결과는 이 프로그램의 기초가 되는 이론을 지지하고 있는가?

건강증진사업의 가치를 판단할 때 사용되는 몇 가지 기준을 소개하면 다음과 같다 (Naidoo & Wills, 2000).

① **효과성**(effectiveness) : 목적이나 목표에 부합되는 정도

② **적절성**(appropriateness) : 필요성과 사업과의 부합성

③ **수용성**(acceptability) : 채택할 만한 타당한 방법으로 수행되었는지의 여부

④ **효율성**(efficiency) : 유익을 제공하면서 시간, 재원, 자원들이 잘 이용되었는지 여부
⑤ **형평성**(equity) : 필요에 따라 균등하게 골고루 제공되었는지 여부

평가는 이미 수립해 놓은 목표에 근거해야 하지만 보다 정형화된 양식, 예를 들어 대상자용 평가 설문지 등을 마련하여 형식을 갖추어 평가하는 것이 바람직하다. 하나의 교육과정이 종료될 때마다 참가대상자의 평가를 받거나 진행 중에 잘된 점과 다음 과정을 위해 개선할 점이 무엇인지 확인되는 대로 그때그때 수시로 메모해 두어야 한다. 또한 평가는 평가를 받는 프로그램이 성공한 것인가 아니면 실패한 것인가를 보여줄 지표들로 나타내어야 근거 중심의 자료로 설득력이 높은 타당한 평가라고 더욱 인정받을 수 있다. 여기에서 지표란 프로그램이 의도한 대로 그 기능을 발휘하였다면 그 결과로 우리가 얻을 수 있을 것으로 기대되는 것이 무엇인가? 하는 것이다. 예를 들어 대상자의 지식이 증가할 것을 기대하였다면 지식 측정용 질문지를 통한 지식의 증가; 태도가 개선되기를 기대하였다면 태도를 확인하는 자기기입식 설문지를 통한 태도 점수 측정치의 개선; 행동의 변화 정도, 발생률 또는 질병 이환율의 변화 등이 예가 될 수 있다. 이를 위해 각 프로그램의 목적에 따라 그 목적 달성을 확인하기 위한 도구들이 개발되어 사용되기도 한다. 이러한 도구들의 예는 아주 다양하지만 앞서 「7. 건강행위의 사정」에서 소개한 여러 가지 도구들이 그 예가 될 수 있다.

수행된 프로그램을 모두 평가할 수는 없다. 무엇을 평가할 것인가 하는 것은 목적 또는 목표에 따라 달라지며 프로그램의 우선순위에 따라 결정될 수 있다. 평가를 설명할 때 흔히 과정, 영향, 결과평가로 구분하여 설명한다. 과정평가는 프로그램의 수행과정이나 절차에 관심을 두고 평가하는 것으로 참여 대상자의 인식이나 프로그램에 대한 반응에 관심을 두고 수행된 활동을 촉진 또는 방해하는 요인을 확인한다. 과정평가는 면담, 진행일지, 관찰, 프로그램 수행 시 작성된 메모에 대한 내용분석 등의 다양한 방법을 탄력적으로 사용할 수 있을 뿐만 아니라 프로그램의 성공여부에 많은 영향을 미치지만 정형화되지 못한 탓에 객관성이 부족하다고 폄하되는 경향이 있다. 그렇지만 건강증진프로그램의 성공을 위해 이러한 과정평가가 매우 중요하며 이러한 과정평가를 통한 분석결과는 프로그램 수행을 위한 기획과정에 언제든지 피드백 될 수 있다.

건강증진프로그램의 평가는 주로 해당 프로그램의 효과를 확인하는데 더 많은 관심이 있다. 이를 위해서 영향 평가와 결과(성과) 평가를 주로 실시한다. 영향 평가는 프로그램의 수행 결과, 대상자의 지식, 태도, 신념, 기술, 행동양상 등에 일어난 즉각적인 변화

를 사정하는 것이 목적이다. 예를 들어 금연프로그램을 실시한 경우, 개인 대상자에게 나타난 흡연의 영향에 대한 지식, 금연의지의 변화, 금연횟수 등과 같은 단기적인 효과가 영향 평가로 확인될 수 있다. 결과(성과) 평가는 생활양식의 변화와 같은 장기적인 효과, 프로그램을 수행한 결과로 얻을 수 있는 건강 또는 사회적 요인의 개선점 등을 측정하는 것으로 프로그램을 수행한 후 상당한 기간이 경과되어야만 알 수 있으므로 평가가 간단하지는 않다. 그러나 그 프로그램을 실시하는 궁극적인 이유가 되므로 보건의료인은 결과(성과) 평가를 통해 프로그램의 필요성을 입증하지 않을 수 없다. 예를 들어, 금연프로그램의 결과 실제로 금연을 지속하는 비율이 숫자적으로 늘어나야 하며, 그 결과 흡연관련 질병 발생률이나 흡연으로 인한 사망률이 낮아지는 효과를 기대할 수 있어야 하는데 이러한 평가가 결과(성과) 평가에 해당된다. 이는 다시 평가를 시기적으로 단기적인 평가, 중 · 장기적인 평가로 구분하여 실시할 수도 있다. 이렇게 구분할 때 결과(성과) 평가는 영향 평가에 비해 중 · 장기적인 평가에 해당한다.

이상의 평가를 계획하는 프로그램 개발 초기에 누구의 관점에서 평가를 하고자 하는가에 대해 분명하게 규명한 후 평가를 실시해야 한다. 건강증진프로그램은 대상자의 건

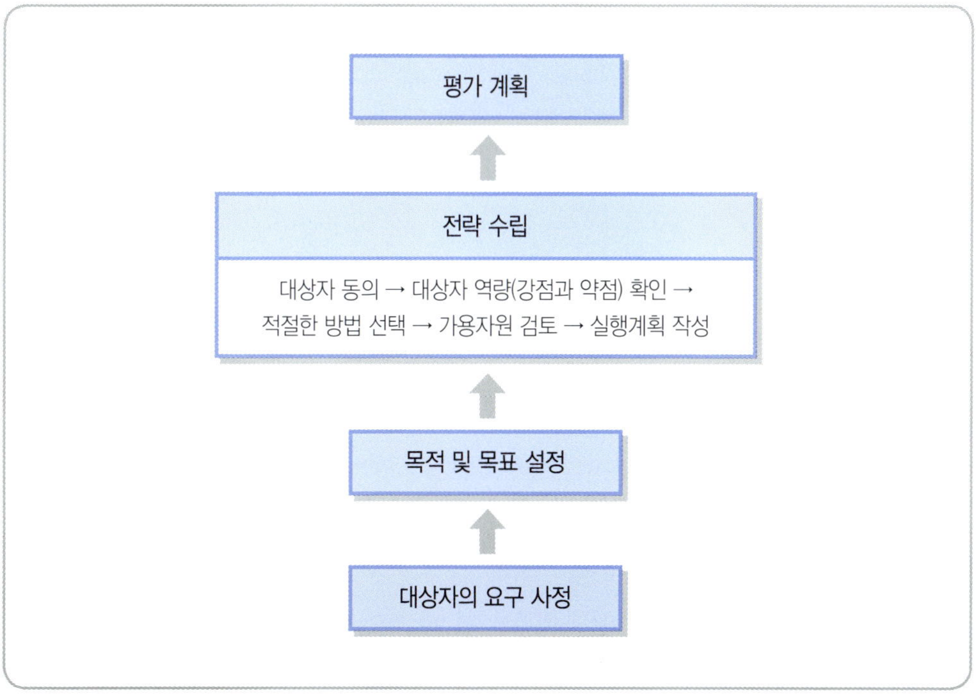

[그림 9-1] 건강증진프로그램 기획

강증진을 달성하는 것이 목적인만큼 대부분 평가의 주체가 대상자(개인, 가족, 지역사회 등)이다. 그러나 일부 목표에는 보건의료인(또는 조직 등)의 관점에서의 성과 역시 포함될 수 있으므로 평가의 주체에 대해 명확히 하는 것이 중요하다.

여기에서 건강증진프로그램의 기획과정을 대상자의 요구사정, 목적 및 목표설정, 전략수립, 목적달성을 확인하기 위한 평가 계획으로 정리하여 보았다(그림 9-1). 모든 건강증진프로그램에는 프로그램 수행방법으로 대상자 교육을 어떤 형태로든 포함하고 있을 만큼 건강증진프로그램과 건강교육은 불가분의 관계에 있다. 따라서 건강증진프로그램의 수행전략 중 중요한 건강교육을 어떻게 제공할 것인가에 대해서는 다음 장에서 보다 구체적으로 소개하고자 한다.

10. 건강증진프로그램과 건강교육

1) 건강교육의 정의 및 중요성

이전에는 건강(보건)교육이 곧 건강증진프로그램(사업)이라고 생각할 만큼 모든 건강증진프로그램에 건강교육이 큰 비중을 차지하고 있었다. 건강(보건)교육이란 인간이 건강을 유지, 증진하고 질병을 예방함으로써 적정기능 수준의 건강을 항상 유지하는 데 필요한 지식, 태도, 생활습관 등을 바람직한 방향(건강에 좋은 영향을 주는 방향)으로 변화시켜 놓는 것이다(전은석 등, 2003). 또한 김의수 등(2001)은 개인과 지역사회를 대상으로 개인이나 지역사회의 건강의료 요구를 충족시키기 위하여 그들의 건강에 관한 지식과 경험을 넓히고 건강과 관련된 행동을 바람직하게 변화시키며 이를 위한 동기를 유발시키기 위한 계획된 학습 경험 및 사회적 활동을 총칭하는 것이 건강교육이라고 정의하였다. 즉 건강교육은 대상자(개인, 가족을 비롯한 집단, 지역사회 등)로 하여금 건강과 관련된 긍정적인 행동 변화가 일어나도록 학습경험을 체계적으로 제공하는 것인데, 이는 대상, 환경 등에 따라 보다 구체적으로 정의할 수 있겠으나 전체적인 뜻은 동일하다.

우리나라 국민건강증진법 제2조에는 "국민건강증진사업"이라 함은 보건교육, 질병예방, 영양개선, 건강생활의 실천 등을 통하여 국민의 건강을 증진시키는 사업으로 정의함으로써 보건교육을 포함하고 있고, 제12조에는 국가 및 지방자치단체는 모든 국민이 올바른 보건의료의 이용과 건강한 생활습관을 실천할 수 있도록 그 대상이 되는 개인 또는 집단의 특성, 건강상태, 건강의식 수준 등에 따라 적절한 보건교육을 실시한다고 규정되어 있다. 건강교육을 법에서 규정하고 있을 만큼 건강증진프로그램 개발에서 건강교육이 차지하는 중요성은 재론할 필요가 없다. 건강교육이 필요한 이유는 여러 가지가 있는데 김의수 등(2001)은 첫째, 건강에 관한 최신정보를 교육대상에게 제공할 수 있고, 둘째, 개인이나 지역사회가 건강에 이로운 생활양식을 유지 및 촉진하게 할 수 있으며, 셋째, 개인이나 지역사회가 건강과 관련되는 문제를 해결할 수 있는 능력을 확보하게 할 수 있다는 점을 들고 있다.

2) 건강교육 계획

건강교육이 곧 건강증진프로그램이라고 할 만큼 큰 비중을 차지하고 있으므로 건강교육을 계획하는 절차는 사실 앞장에서 설명한 건강증진프로그램 기획의 단계와 유사하다.

(1) 건강교육을 위한 사정

건강교육을 계획하기 위해 먼저 대상 학습자를 사정한다. 학습자의 학습동기, 참여태도, 준비성, 배경, 지식이나 기술을 포함하는 학습능력 등을 사정한다. 즉 제공하려는 교육을 어떻게 인식하고 있으며 참여하려는 의지가 어느 정도인지, 학습자의 경험을 통한 지식이나 기술 등의 능력은 어느 만큼이나 되는지, 그리고 학습자 본인이 필요하다고 생각하는 학습요구가 무엇인지 등에 대한 파악이 선행되어야 한다. 동일한 교육자료와 교육방법으로 비슷한 대상에게 교육한다 하더라도 대상자마다 다른 점이 많음을 쉽게 경험할 수 있다. 따라서 대상 학습자에 대해 정확하게 파악하여 그에게 가장 알맞은 교육을 제공하는 것이 무엇보다 우선적이다. 더불어 대상자의 건강교육을 위한 교수-학습 환경이 준비되어야 하는데 아무리 좋은 교육을 계획한다 할지라도 그 교육을 제공하기에 적절한 환경이 갖추어지지 않는다면 교육의 최대 효과를 얻기가 어렵다. 따라서 보건교육을 계획할 때는 대상자의 학습을 최대로 촉진시킬 수 있는 학습 환경을 선택하고 마련함이 중요하다.

(2) 건강교육을 위한 학습목표 설정

학습목표란 제공된 학습과정의 결과로 기대되는 것으로 바람직한 학습경험을 제공하기 위한 지침으로 학습목표를 세운다. 학습목표를 작성하는 원리는 학습자 중심으로 학습자가 어떻게 변화되어 있어야 하는지의 상태를 표현하도록 작성되어야 하므로 목표의 주체가 학습자이어야 한다. 그리고 목표가 구체적이며 측정 가능하도록 분명하게 명시되는 행동동사를 사용하여 학습자에게 일어나야 하는 변화가 무엇인지를 정확하게 표현하여 작성한다. 또한 Bloom이 제시한 학습목표의 세 가지 영역인 지식, 태도, 기술 영역을 염두에 두고 무엇을, 얼마만큼, 어떤 조건 하에서 달성할 수 있는지를 정확하게 제시하는 학습목표를 설정해야 한다.

(3) 건강교육을 위한 학습내용의 선정 및 조직

학습내용은 설정된 학습목표를 달성하기 위해 무엇을 교육할 것인가, 즉 대상자가 무엇을 배울 것인가에 관한 것으로 건강교육에서는 대상자의 건강을 위해 현재 자신에게 필요한 내용이어야 한다. 학습내용을 선정할 때 염두에 두어야 할 것은 먼저 학습목표와 일관성이 있어야 한다. 기술을 갖도록 하기 위한 목표에 단순히 지식을 전달하는 내용으로만 학습내용을 구성한다면 학습자가 기술을 제대로 배울 수가 없다. 또한 학습내용이 여러 상황에서 활용 가능한 내용일수록 그 기여정도가 넓다고 할 수 있어서 중요하지만 이 못지않게 중요한 것이 내용이 최신정보를 다루고 있어야 하며 학습자의 수준에 따라 깊이 있는 내용도 포함해야 한다. 정보가 구태의연하다거나 학습자가 이미 많이 들어서 알고 있는 정보만으로 구성된 학습내용이라면 학습자에게 관심을 별로 줄 수가 없다. 그리고 제공한 학습내용이 학습자의 흥미나 능력에 알맞은 내용이 아니라면 아무리 좋은 내용이라도 효과적인 교육의 성과를 달성할 수 없다. 즉 대상자의 현 건강상태에 도움이 되는 건강증진의 교육내용이어야 한다.

마련된 학습내용은 학습자가 이미 알고 있는 것, 익숙한 것에서 잘 모르는 것으로, 쉬운 것에서 어려운 것으로, 직접적으로 관련이 있는 것에서 보다 거리가 먼 것으로, 구체적인 것에서 추상적인 것으로 학습이 진행되도록 조직하여야 대상자의 학습을 촉진시킬 수 있다. 이렇게 조직된 학습내용을 시작, 진행, 마무리할 내용으로 각각 구분하여 언제 교육할 것인가, 각각에 어느 정도의 시간을 배정할 것인가와 같은 시간계획을 포함하여 체계적으로 조직한다. 이러한 시간계획은 앞서 확인한 학습자의 경험, 능력, 지식수준, 흥미 등에 대한 파악을 토대로 각 학습자에게 필요한 학습시간이 적절히 할당되도록 계획한다.

(4) 건강교육을 위한 교육방법의 선택

① 교육방법을 선택할 때 고려할 사항

첫째, 대상자가 달성해야 할 목표가 무엇이며 그 목표를 달성하기 위해 어떤 교육방법이 가장 적절한가를 생각해야 한다. 예를 들어 흡연이 왜 인체에 해로운가에 대한 지식을 습득하는 것이 목표라면 시청각 기자재를 통한 강의로도 목표를 달성할 수 있겠지만 성병을 예방하기 위해 피임기구를 사용하는 능력을 갖는 것이 목표라면 실제로 피임기구를 사용하는 방법을 시범보이고 직접 모형에라도 실습을 해 보는 것이 더욱 효과적일 것이다.

둘째, 다양한 교육방법을 활용하는 것이 목표달성을 위해 훨씬 효과적이다. 다양한 교육방법을 활용함으로써 학습자의 지루함을 막을 수 있고 다양한 방법을 통해 단조로움을 피함으로써 대상자의 모든 감각을 사용하여 학습을 강화할 수 있다. 특히 목표달성이 복잡할수록 더욱 다양한 교육방법을 통해 다각도로 학습자의 흥미와 목표달성을 촉진한다.

셋째, 교육방법을 선택하여 개발할 때는 학습지도 기법 또는 교수–학습이론에 대한 능숙함, 교육경험 등을 포함하는 교육자의 능력, 인적 · 물질적 자원(장비나 시설 등)의 이용가능성, 교육을 위해 필요한 시간대비 가능한 시간, 교육시기, 대상 집단의 크기, 학습자의 경험을 비롯한 대상자의 능력 등을 고려해야 한다. 예를 들어 교육자가 다룰 수 없는 장비를 활용한 교육방법의 선택은 실현가능성이 없고, 장비활용 계획이 포함되어 있다 하더라도 이용에 문제가 있다면 교육방법 실행이 어려울 것이다. 그리고 학습자의 성숙정도나 능력에 따른 교육방법을 선택하여야 한다. 초등학생을 대상으로 하는 경우와 직장인을 대상으로 하는 경우는 같은 금연교육이 초점이라도 그 교육방법은 다를 수밖에 없다. 또한 대상 집단의 크기는 교육방법의 선택에 영향을 미치는데 집단이 클수록 정보를 전달하는 것 이외의 교육방법을 선택하는 것이 쉽지 않다. 마찬가지로 주어진 교육 시간과 시기에 따라 선택할 수 있는 교육방법을 달리 선택하여야 한다.

넷째, 바람직한 건강교육을 위한 교육방법은 교육자의 요구가 아닌 대상자인 학습자의 요구에 부합되는 것이어야 한다. 교육방법이 대상자의 요구에 맞는 타당한 선택이었는지에 대하여 추후 대상자에게 물어봄으로써 평가하는 것도 필요한 일이다. 예를 들어 선택한 방법의 효과를 확인하기 위해 학습목표를 달성하는데 도움이 되는 방법이었는지, 대상자가 쉽게 접근할 수 있고 받아들일 수 있는 방법이었는지, 시간이나 장소, 장비들이 편리하였는지 등에 대한 내용을 포함한다.

다섯째, 선택한 교육방법을 실제로 사용하기 전에 그 방법의 적합성을 미리 점검할 필요가 있다. 즉 사용하려는 방법이 대상자와 주어진 장소에 적절한지를 확인하기 위해 소수의 대상자에게 사전에 적용하거나 설명한 후 그들의 의견을 받아서 약점을 보완한 후 사용한다. 또한 리허설 등을 통해 소요시간을 예측하며, 대상자의 예상되는 반응에 따른 대응방안을 마련하고, 활용할 장비를 사전에 다루어 봄으로써 장비사용에 따른 실수를 사전에 막아서 교육의 효과를 높일 수 있다.

여섯째, 가장 중요하게 고려되어야 할 사항으로 건강교육은 단순히 건강관련 정보를 대상자에게 전달하는 것만이 아니라 궁극적으로 대상자의 행동이 긍정적인 방향으로 바뀌어서 실제로 실천하는 것이 목표이다. 이처럼 일상생활에서 실천되기 위해서는 대상자 스스로가 교육의 계획에서부터 평가에 이르기까지 전 과정에 직접 참여할 수 있는 교육방법을 선택하는 것이 바람직하다.

② 교육방법 및 교육자료의 종류

건강교육을 위한 교육방법은 윤순녕 등(2000)은 크게 상호작용적 방법(예: 집단토의, 상담), 교사중심 방법(예: 강의, 시범), 개별학습 방법(예: 개별 프로젝트, 컴퓨터 보조학습), 경험적 학습방법(예: 현장경험, 역할극)으로 구분하였고, 남철현 등(2005)은 대인접촉에 의한 방법(예: 개인상담, 집단교육), 매개체를 이용한 방법(예: 유인물과 같은 인쇄매체, 라디오와 같은 전파매체), 지역사회 조직 운동을 통한 방법(예: 지역사회 캠페인, 불매운동과 같은 사회운동)으로 구분하였다.

한편 Bastable(2014)는 교육방법과 교육자료를 혼돈하여 사용하는 경향이 있다고 하면서 교육방법(instructional method)은 정보(교육내용)가 가르쳐진 방법으로 정의되는 반면 교육자료(instructional materials)는 인쇄, 시범, 시청각 매체를 포함하며, 가르침과 학습을 향상하기 위해 사용된 부속물이라고 정의하였다. 교육방법의 예로는 강의, 그룹토의, 일대일 교육, 시범, 게임, 시뮬레이션, 역할극, 자가학습 등이 있으며, 교육자료의 예로는 서면(인쇄) 자료, 시범자료(모델, 포스터, 전시물), 시청각자료(PPT, 슬라이드, CD, 디지털 사운드기, 라디오, 비디오, DVD, 컴퓨터 학습, 전자통신) 등이 있다.

많은 교육방법과 교육자료 중 건강증진프로그램을 시행할 때 흔히 사용되는 교육방법과 교육자료를 중심으로 소개하면 다음과 같다.

㉠ **강의**

강의는 건강교육에서 다수의 사람에게 많은 정보를 빨리 전달할 수 있는 방법으로 가장 일반적으로 사용되는 방법이다. 주제에 대한 숙련된 지식 또는 기술이 강의자에게 필요하고 질문을 통해 대상자의 참여를 유도할 수는 있지만 대상자의 적극적인 참여와 흥미를 지속하기가 쉽지 않다. 따라서 이 방법을 사용하여 교육적 효과를 얻기 위해서는 사진, 슬라이드, 동영상 자료와 같은 시청각자료를 병용하고 최대한 대상 집단의 수준에 맞는 최신의 교육내용으로 일회에 너무 많은 내용을 전달하는 것을 지양하면서 제공하여야 한다.

㉡ **상담**

대상자의 요구에 따라 융통성 있게 사용할 수 있으며 참여자의 참여를 촉진하면서 지속적인 피드백이 가능하여 대상자의 어려움을 해결하는데 친밀한 관계로 도움을 줄 수 있다. 반면 시간이 많이 걸리고 적은 수의 대상자에게 적합하다. 대상자가 신뢰감을 갖고 솔직하게 대화할 수 있도록 편안한 분위기에서 상담이 진행되도록 하되 대상자의 상담에 응하는 보건의료인임을 잊지 말고 대상자의 말을 경청하면서 상담하고자 하는 주제에서 벗어나지 않도록 주의해야 한다.

㉢ **역할극**

일상 삶의 문제를 직접 행동으로 표현하면서 그 상황을 다루어 보는 방법으로 특수한 문제나 감정적인 영역을 비교적 강제성 없이 표출할 수 있으며 흥미를 유발할 수 있고 서로에게 전이가 용이하다. 반면에 예측하지 못한 상황이나 결과가 초래될 수 있으며 시간이 많이 걸리고 대상자의 참여를 유도하기가 쉽지 않고 참여자가 자신의 감정을 위장하여 표현할 수도 있다. 따라서 역할극의 출연자들은 가능한 자발적으로 참여하도록 하여야 하며 서로 친밀한 관계 내에서 각 출연자들이 자신이 맡은 역할이 전체 상황 속에서 무엇인지를 잘 파악한 후 표현하도록 지도한다.

㉣ **시범**

직접 시범을 보이는 것은 많은 감각을 사용하므로 흥미를 유발할 수 있고 지식을 실제로 적용해 봄으로써 높은 학습효과를 기대할 수 있으며 실제로 해 보는 과정을 통해 대상자의 학습이 이루어졌는지를 평가할 수 있다. 반면에 비용과 시간이 많이 들고 시범을 보일 수 있는 장비나 시설이 필요하다. 시범의 긍정적인 효과를 얻기 위해 먼저 시범할 내용에 대해 사전 설명을 한 후 한 단계씩 천천히 각 절차에 대해 설명을 첨가하면서 참여자가 모두 볼 수 있도록 시범을 보인다. 시범에 대해 이해를 하지 못한 부분이 있다면 다시 설명과 시범을 보인 후 참여자 중 한 사람을 지적하여 해 보게 하고 다른 참여자들에게 피드백을 주게 한다. 이러한 절차를 거친 후 마지막으로 모든 참여자들이 직접 실습을 해 보게 하고 서로서로 피드백을 주면서 각자의 시범결과를 평가하게 한다.

㉤ **소책자 또는 리플릿**

건강교육에서 소책자 또는 리플릿은 매우 빈번하게 이용되는 교육방법인데 필요한 정보를 적은 비용으로 전달할 수 있다. 또한 강의나 발표와 병행하여 사용하면서 초점을 강조할 수 있고 대상자의 요구에 맞출 수 있으며 이동이 가능하다. 반면에 제작하는데 시간이 소요되고 관심을 갖고 읽는 사람에게만 유용하며 내용이 많으면 질리게 되고 청각적 자극이 없어서 재미가 덜 할 수 있으므로 소책자나 리플릿을 제작하여 활용하고자 할 때는 너무 많은 내용을 전달하려는 욕심을 버리고 대상자가 이해하기 쉬운 용어로 간결하고 산뜻하게 만들어서 최신의 정보를 명료하게 전달하도록 해야 한다.

㉥ **게시판 또는 포스터**

이것은 중요하게 강조해야 할 내용을 간단명료하게 그래픽과 문장 등으로 전달하는 방법으로 강의나 프로그램에 직접 참여하지 않은 모든 사람에게 유용한 정보를 제공할 수 있다. 전달내용이 많으면 사용할 수 없고 보는 사람이 스스로 보고 이해할 수 있도록 쉽고 간단하게 내용을 구성한다. 또한 너무 오래 게시하지 않도록 하며 최신의 내용을 매력적으로 게시하여 관심을 유도하고 게시판이나 포스터가 손상되지 않도록 안정되어 있어야 한다.

㉦ **대중매체**

대중매체를 이용한 건강교육은 최근 점점 더 활용이 증가하고 있는 교육방법인데 이는 대규모 시청자들에게 의사전달을 효과적으로 하기 위한 보조수단으로 신문, 잡지, 라디오, TV, 인터넷과 같은 매개체를 이용하는 교육방법으로 가장 빠른 시간 내에 많은 사람들에게 지식을 제공할 수 있고 여론 형성이 용이하여 특정 건강문제에 대한 대중의 관심을 쉽고 빠르게 집중시킬 수 있어서 긍정적인 변화를 위한 사회분위기를 조장할 수 있다. 반면에 단순히 짧은 메시지만 제공하는 것은 인간의 복잡한 행동을 변화시키기가 어렵고 매체를 개발하고 사용하기 위한 전문적인 기술자가 필요하며 비용이 많이 든다. 따라서 대중매체를 이용하여 건강교육을 계획할 때는 매체사용의 효율성을 사전에 파악한 후 대상 집단의 특정 문제와 특성을 고려하여 가장 효과적인 매체를 체계적으로 개발하여 사용하도록 한다.

③ 교육매체

교육매체는 학습활동을 증진시키기 위하여 학습내용을 소개하거나 보여 주며, 분명히 하기 위해 이용하는 것으로서 교수전략과 조화를 이루어 사용하면 학습효과를 증대시킬 수 있다. 그러므로 건강교육 매체는 건강교육 목표와 일관된 것으로 신중하게 선택하여야 한다(박영임 외, 2006). 매체를 선택할 때는 달성해야 할 학습목표나 학습내용이 무엇인지를 파악하고 목표를 달성하기 위해 사용하고자 하는 매체가 적절한지를 판단한 후 선택한다. 대상자의 학습을 강화하기 위해 사용할 수 있는 매체의 종류는 다양할 수 있으며, 이를 교육자가 잘 선택해야 하는데 가장 좋은 매체란 없으므로 교육자는 매체사용을 융통성 있게 선택하고 필요에 따라 다양한 매체를 함께 사용할 줄도 알아야 한다.

박영임 등(2006)은 매체를 사용할 때 고려해야 할 일반적인 원칙을 다음과 같이 제시하였다.

- 교육매체는 인지, 태도, 기술 영역을 학습시켜 행위를 변화시킨다.
- 어떤 교육매체도 가장 좋은 것은 없다. 어느 매체가 적절한지는 여러 변수에 따라 달라진다.
- 매체는 반드시 학습목표와 일치해야 한다.
- 교육자는 매체의 내용을 완전히 숙지해야 한다.
- 매체는 학습 유형에 적합해야 한다.
- 매체는 대상자의 감각 능력, 발달단계, 건강교육 수준에 맞게 선택해야 한다.
- 매체는 대상자의 수나 좌석, 음향상태, 공간, 조명, 제시할 하드웨어와 같은 물리

적 환경에 적합하여야 한다.

- 매체는 과정 내용이나 학습자가 배워야 할 학업 형태와 일치되게 선택하여야 한다.
- 매체로 전달하는 메시지는 정확하고, 타당하고, 믿을 만하고, 최신이고, 충분하고, 편견이 없어야 하며 의도하지 않은 메시지는 없어야 한다.
- 매체는 다양성을 증가시키고 기타 정보를 제공하여 교육에 도움이 되어야 한다.

3) 건강교육 평가

(1) 평가의 목적과 고려할 사항

평가는 강점을 확인하여 추후 지속하여 활용하고 약점을 파악하여 보완함으로써 전반적으로 프로그램을 개선하기 위해 필요하다. 즉 목표 달성정도를 확인하여 건강교육의 효과를 측정하고, 학습자나 교육자의 개선점을 확인하며, 교육에 투입된 노력의 적절성 및 학습 환경의 개선점 등을 파악하기 위한 것이다.

평가를 할 때 고려할 점은 분명한 목적과 기준을 가지고 실시해야 하며, 프로그램에 참여한 모든 사람을 대상으로 평가하고, 객관적이고 연속적으로 실시해야 한다. 또한 평가 결과는 이해하기 쉽고 명확하게 작성되어 추후 프로그램의 발전과 개선을 위해 반영되어야 한다.

(2) 평가내용 및 대상

건강교육을 제공한 후 교육의 효과를 확인하는 것이 필수적이다. 설정된 학습목표가 실현가능한 목표였는지, 어느 정도 목표가 달성되었는지, 교육을 위해 제공한 노력과 비교하여 비용효과 측면에서 합리적이었는지, 학습내용이 목표달성을 위해 타당하였는지, 교육방법이 학습목표를 달성하는데 도움이 되었는지, 교육방법이 효율적이고 적절하였는지, 정보를 제공한 시간과 장소가 어떠했는지, 자원과 장비들이 교육자나 학습자 양자에게 편리하였는지, 교육이 대상자의 요구에 부합하였으며 적극적으로 참가하였는지 등을 평가한다.

평가내용은 건강교육의 목표와 일치하여야 하는데 지식, 태도, 기술의 영역을 포함한 목표였다면 평가 역시 각각의 목표가 달성되었는지를 확인할 수 있는 내용을 평가에 포함해야 한다. 예를 들어 '피임방법의 종류를 설명한다.'가 목표였다면 이를 학습자가 설명할 수 있는지 평가하고, '피임기구(콘돔)를 올바로 사용할 수 있다.'가 목표였다면 학습자가 실제로 콘돔을 사용하는 것을 확인하여 평가한다.

건강교육의 평가대상은 학습자뿐만 아니라 교육자, 교육과정, 교육방법 및 내용, 교육환경 등 모두가 평가의 대상이다.

(3) 평가의 종류

교육평가의 종류는 구분의 범주를 무엇으로 잡느냐에 따라 다양한 분류가 가능하다. 그 가운데서도 합리적인 분류에 도움이 될 수 있는 범주로 평가의 방법, 기준, 시기 세 가지를 기준으로 분류할 수 있다.

먼저, 평가의 방법에 따라서 교육평가는 양적 평가와 질적 평가로 나눌 수 있다. 교육평가에 대한 접근방식은 크게 두 가지로 구분되어 있는데 그 하나는 실험적 설계 연구방법을 통한 객관적이며 논리적인 인식론에 바탕을 둔 전통적인 행동주의적 입장의 양적 평가이다. 그리고 다른 하나는 비 구조화된 연구방법을 통한 주관적이고 현상학적인 인식론에 바탕을 두고 있는 자연주의적인 질적 평가이다. 이 두 개의 평가접근 방법은 상호배타적인 것이 아니라 서로 상보적인 입장에 서 있다.

둘째, 평가의 기준에 따라서는 상대평가와 절대평가로 나눌 수 있다. 상대평가는 학생들의 성취정도를 평가집단 내의 평가 대상들 간에 상대적으로 비교하는 평가 방식으로 규준지향 평가(norm referenced test)라 하고, 절대평가는 학습목표 등의 절대적인 준거에 비추어 학생들의 성취 정도를 확인하는 방식으로 준거지향 평가(criterion-referenced test)라고 한다.

셋째, 평가의 시기에 따라서는 진단평가, 형성평가, 총괄평가로 나눌 수 있다. 진단평가(diagnostic evaluation)는 학습장애의 원인 및 진단은 물론 어떤 단원의 학습을 위해 수업 전에 반드시 알아야 할 기초 지식이나 기술을 갖고 있는지를 점검하는 출발점 행동 평가 또는 투입 행동 평가를 의미한다. 진단평가의 결과는 교사가 가르칠 내용의 범위와 수준을 계획하는 데에 도움이 되는 정보를 제공하게 된다. 형성평가(formative evaluation)는 수업이 진행되고 있는 상태에서 교육 행위가 계획한 대로 진행되고 있는지를 확인하기 위한 평가이다. 즉 교수-학습과정 중에 가르치고 배우는 내용을 학습자들이 얼마나 잘 이해하고 있는지를 수시로 점검하고 학습자들의 수업능력, 태도, 학습방법 등을 확인함으로써 교육과정을 개선하고 교재의 적절성을 확인할 수 있다. 총괄평가(summative evaluation)는 교수-학습이 끝난 다음 교수목표의 달성과 성취 여부를

종합적으로 평가하는 평가 유형이다. 따라서 총괄평가를 위한 평가도구는 교육목표의 성격에 의해 결정된다. 총괄평가는 일반적으로 공식적인 의사결정을 위한 목적으로 사용된다.

4) 건강교육계획안

이상에서 건강증진프로그램 또는 건강증진사업을 시행할 때 포함할 건강교육에 대해 살펴보았는데 어느 상황에서 누구를 대상으로 어떤 건강교육을 제공하든 Bastable, (2014)이 제안한 아래 교육계획안의 틀(일례)이 유용할 것으로 생각한다.

목표	교육내용요약	교육방법	배당시간	교육자료	평가방법
1.		강의	10분	PPT	OX 퀴즈
2.		시범	15분	모형	수행 체크리스트
3.					

11. 디지털 헬스케어

최근 보건의료분야는 디지털 기술의 발전으로 변혁의 시기를 맞이하고 있다. 누구나 건강하게 오래 살고 싶고 사는 동안 최상의 삶의 질을 유지하고자 하는 욕구가 있으므로 이를 위해 다방면의 투자와 연구가 이루어져 왔고 여기에 디지털 기술의 급속한 발전으로 헬스케어에 디지털 기술이 사용되는 디지털 헬스케어에 대한 관심이 보건의료분야에서 커지고 있다.

건강증진에 디지털 헬스케어가 매우 밀접하다는 것은 우선 이 분야에서 사용하는 용어의 개념들을 살펴보면 쉽게 이해할 수 있다.

디지털 헬스케어 분야에서 사용하는 용어 중 가장 포괄적인 용어는 헬스케어이다. 이것은 질병의 진단, 치료, 관리뿐만 아니라 운동이나 식습관, 체중 감량과 같은 일상적인 건강관리를 모두 포함하는데 이러한 건강관리를 통해 도달하고자 하는 목표가 곧 건강증진 행동(health promoting behavior)을 이행하고, 건강위험 행동(health risk behavior)은 피함으로써 건강증진을 달성하는 것이다. 디지털 헬스케어는 헬스케어 중에서 디지털 기술, 예를 들어 사물인터넷, 인공지능, VR, AR 등을 활용하는 것이다. 모바일 헬스케어는 디지털 헬스케어에 속한다고 할 수 있는데 디지털 기술 중에 스마트폰, 사물인터넷, SNS 등과 같은 모바일 기술을 헬스케어에 활용하는 분야이다. 인공지능과 같이 모바일 기술이 아닌 디지털 기술을 사용하는 경우, 모바일 헬스케어로 구분하기는 어렵다. 원격의료는 디지털 헬스케어 및 모바일 헬스케어와 의료의 교집합에 해당한다. 또한 디지털 치료제는 디지털 헬스케어에 속하면서 일부는 모바일 헬스케어에, 일부는 의료의 영역에 속한다. 디지털 치료제는 앱, 게임, VR, 챗봇 등의 소프트웨어를 질병의 치료 및 관리에 활용하는 분야이다.

보건의료에서 디지털 기술을 활용하고 있는 예를 몇 가지 소개하면 다음과 같다.

- **약물 중독 치료 애플리케이션, 페어 테라퓨틱스의 리셋(reSET)** : 이것은 2017년 치료 목적의 애플리케이션으로 소프트웨어를 치료에 사용하는 것으로 FDA 인허가를 받은 최초의 디지털 신약이다. 리셋은 알코올, 코카인 등의 중독과 의존성을 치료하기 위해 의사의 처방 하에 사용할 수 있는 인지 행동 치료를 제공하는 애플리케이션이다. 18세 이상 환자를 대상으로 기존 치료에 추가하여 사용하는데 물질 중독과 의존성을 줄이고 기존 치료에 순응도(retention)를 높이기 위한 목적으로 개발되었다.
- **당뇨병 예방 프로그램 앱인 오마다 헬스(Omada health)** : 이 앱은 사용자에게 식단 관리, 생활습관 관리, 원격 코칭 등을 제공해서 체중 감량 효과를 얻게 하고 과체중으로 인해 당화혈색소가 올라갈 가능성을 줄임으로써 당뇨병을 예방하기 위한 목적으로 개발되었다. 스마트폰 앱으로 제공되는 이 앱의 효과에 대한 많은 근거기반 연구를 통해 대면 프로그램에 비해 당뇨병을 효과적으로 예방할 수 있음을 입증하였고, 대면 접근 방식에 비해 비용이 절감되고, 시간과 장소의 제약을 적게 받으므로 더 많은 사람에게 혜택을 줄 수 있음을 확인하였다.
- **VR 진통제, 어플라이드 VR(Virtual Reality)** : AppliedVR은 VR 약국을 지향하고 있는데 만성 통증에 관한 대처 기술, 긴장 완화, 주의를 다른 곳으로 돌리기(distract)와 같은 다양한 VR 콘텐츠를 포함하고 있다. 대표적인 콘텐츠인 베어 블라스트(Bear Blast)라는 VR 슈팅 게임은 VR을 이용하여 공을 쏘아서 곰을 맞추는 게임으로, 효과를 확인하기 위한 연구결과, VR 게임 후에 통증 감소 및 불안감 감소 효과가 있음을 확인하였다.

통계청(2021). 국가통계포털(Korean Statistical Information Service). http://www.kosis.kr/

통계청(2021). 「2019년 사망 및 사망원인통계결과」. http://www.nso.go.kr/

한국건강증진개발원(2015). 주요사업. http://www.khealth.or.kr/Index.do

한국교육평가학회(2004). 교육평가용어사전. 서울 : 학지사.

한국산업안전공단(2008). 산업안전보건법. http://www.kosha.or.kr/index.jsp

한국성폭력 상담소(2008). 성폭력 상담통계 및 상담동향 분석. http://www.sisters.or.kr/index.php

Barnes, M., Courtney, M. D., Pratt, J., & Walsh, A. M.(2004). School-based youth health nurses:roles, responsibilities, challenges, and rewards. *Public Health Nursing*, 21(4), 316-322.

Bastable, S. B. (2014). Nurse as educator: Principles of teaching and learning for nursing practice (4th ed.). Burlington: Jones & Bartlett.

Brownson, R. C., Fielding, J. E., & Maylahn, C. M. (2009). Evidence-based public health: A fundamental concept for public health practice. Annual Review of Public Health, 30, 175-201.

Ewles, L., & Simnett, I.(1992). *Promoting health : a practical guide*. London : Scutari Press.

Hanlon, J. J., & Pickett, G. E. (1984). Public health administration and practice. St. Louis, MO : Time Mirror/Mosby.

Hood L., Friend SH. (2011). Predictive, personalized, preventive, participatory (P4) cancer medicine. Nat Rev Clin Oncol. 8(3):184-7. doi: 10.1038/nrclinonc.2010.227

Naidoo, J., & Wills, J.(2000). *Health promotion : foundations for practice. New York* : Baillière Tindall.

Neiger BL, Thackeray R, Fagen MC. (2011). Basic Priority Rating Model 2.0 : Current Applications for Priority Setting in Health Promotion Practice. Health Promotion Practice, 12(2), 166-171.

Pickin, C., & St Leger, S.(1993). *Assessing health need using the life cycle framework*. Philadelphia : Open University Press.

Ryan, P., & Lauver, D. R.(2002). The efficacy of tailored interventions. *Journal of*

Nursing Scholarship, *34*, 331–337.

World Health Organization.(2015). World Health Statistics 2015. http://apps.who.int/iris/bitstream/10665/170250/1/9789240694439_eng.pdf?ua=1&ua=1

제4장

건강증진 관련 이론

HEALTH PROMOTION

제 4 장

건강증진 관련 이론

12. 건강신념모형

1) 건강신념모형의 유래

건강신념모형(Health Belief Model, HBM)은 건강행위 이행을 설명하는 개념적 틀로서 가장 폭넓게 사용되어온 이론이다. 건강신념모형은 건강관련행위의 변화와 유지를 설명하기 위해 그리고 건강행위중재를 가이드 하는 틀로 사용되어 왔다. 건강신념모형은 1950년대에 많은 사람들이 무료로 혹은 염가로 제공하는 예방접종이나 자궁경부암 검진을 비롯한 각종 검진을 잘 받지 않는 것을 설명하기 위해 미국 공중보건사업에 참여한 사회심리학자들에 의해 최초로 개발되었다. 왜 어떤 사람들은 질병을 예방하기 위한 질병예방행위들을 하는데 반해 어떤 사람들은 하지 않는지를 설명하고 예측하여 예방적 행위들을 하지 않는 사람들로 하여금 건강행위를 하도록 중재하는데 틀이 되는 이론으로 제안되었다.

1950년대 사회심리학이 Stimulus Response(S-R) Theory와 Cognitive Theory의 두 이론이 주요 근거가 되어 도출된 학습이론의 합류점에서 생겨난 행동을 이해하기 위한 접근에 관여하였다. S-R 이론가들은 행동을 활성화하는 생리적 욕구를 감소시키는 사건(강화)으로 인해 학습된다고 믿고 있으므로 이러한 관점에서는 행동을 설명하는데 이성 또는 사고와 같은 정신적인 개념이 요구되지 않는다. 인지이론가들은 반대로 대상자에 의해 주어진 주관적인 가설 또는 기대의 역할을 강조한다. 이런 관점에서 행동은 어떤 결과의 주관적 가치이고 주관적 개연성, 또는 주관적인 기대이다. 이러한 것을 일반적으로 가치-기대 이론이라고 부른다. 건강신념모형은 가치-기대 이론이다. 가치-기대가 건강관련 행위의 맥락에서 재구성될 때, 질병을 피하기 위한 또는 회복되기 위한 욕구(가치)와 어떤 사람이 선택할 수 있는 어떤 특정 건강행위가 질병을 예방한다는 믿음(기대)으로 해석될 수 있다(Janz, Champion, & Strecher, 2002). 즉 건강신념모형에 의하면 행위를 결정하는 것은 개인의 주관적인 지각세계에 의존한다고 가정하며, 행위는 개인이 특정한 결과에 부여하는 가치와 주어진 행동이 그러한 결과를 초래할 것이라는 기대에 의해 영향을 받는다.

2) 건강신념모형의 구성요소

건강신념모형은 다음과 같은 개념들로 이루어져 있다.

(1) 지각된 민감성(Perceived Susceptibility)

자신이 어떤 질병에 걸릴 위험이 있다고 지각하는 것을 말한다. 한 개인의 특성이나 행위에 근거하여 개개인의 위험을 개별화하는 것으로 질병에 노출될 수 있음을 자각하는 것이다. 예를 들어 성교육 프로그램과 연결시켜서 적용할 때 개인이 자신의 성행위가 무절제하다고 지각한다.

(2) 지각된 심각성(Perceived Severity)

어떤 상태나 후유증이 얼마나 심각한가에 대한 지각이다. 이를 치료하지 않고 그냥 둘 때 죽음이나 장애, 가족생활과 사회적 관계에 문제가 생길 것이라고 심각하게 생각하는 것을 말한다. 예를 들어 자신이 무절제한 성행위를 지속한다면 성병이나 원하지 않는 임신이 될 수 있다고 심각하게 생각한다.

(3) 지각된 유익(Perceived Benefits)

위험이나 심각성을 줄이기 위해 행한 행동의 효과에 대한 견해를 말한다. 건강문제에 대하여 민감하고 심각하게 느낀다 하더라도 어떤 건강행동이 질병의 위협을 감소시키는 것이 가능하고 효과적이라고 믿을 때 행동을 하게 된다. 예를 들어 올바른 성행위를 한다면 무절제한 성행위로 인해 야기될 수 있는 위험을 예방할 수 있고 여러모로 본인에게 이롭다고 지각한다.

(4) 지각된 장애(Perceived Barriers)

어떤 건강행위를 하려고 할 때 그 건강행위의 잠재적인 부정적 측면 즉 비용, 위험성, 부작용, 시간소요, 습관의 변화, 불편함 등이 건강행동을 방해한다. 즉 어떤 행동의 실체적이고 심리적인 대가에 대한 개인의 지각이다. 예를 들어 건강한 성생활을 위해 피임기구를 사용하는 것이 불편하고 성적 즐거움을 감소시킨다고 생각한다.

(5) 행동계기(Cues to Action)

행동이 일어나는 준비는 대중매체광고, 병원에서 보내주는 엽서, 가족의 질병 등과 같이 행동을 유발하는 계기에 의해 강력해 질 수 있다. 이것은 행동의 촉발요소로서 부각되고 있긴 하지만 체계적으로 검증하는 것이 쉽지는 않다. 예를 들어 건강한 성생활에 대한 캠페인이나 광고, 교육 등이 이에 해당한다.

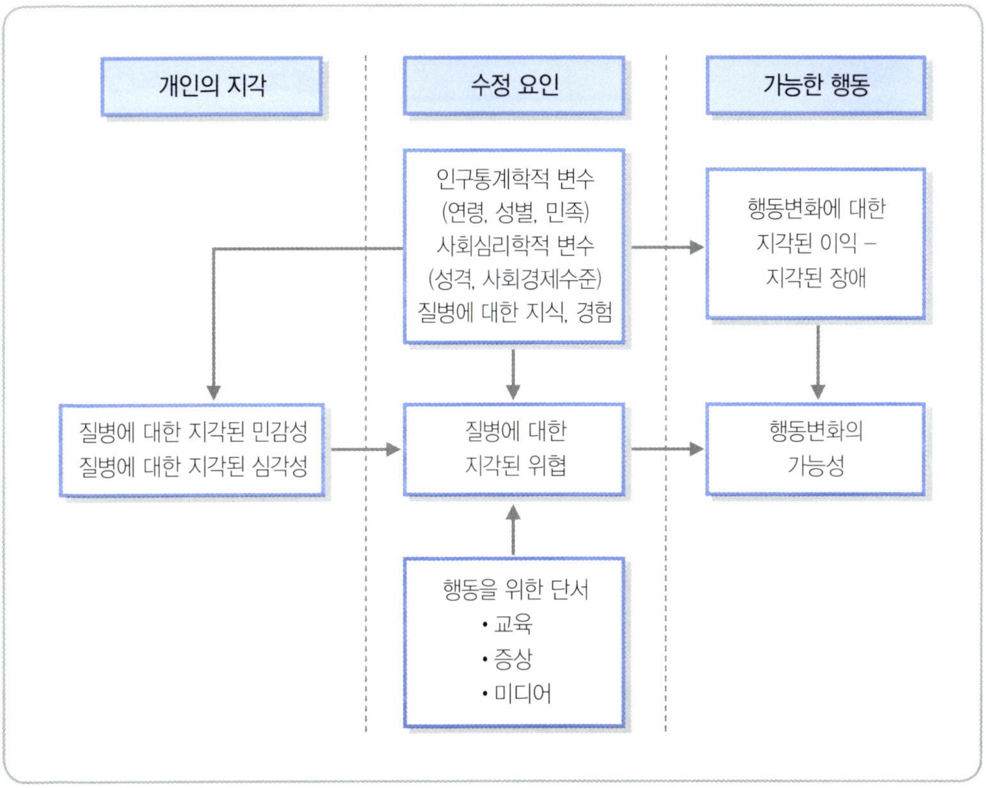

[그림 12-1] 건강신념모형

출처 : Glanz, K., Rimer, B.K., & Lewis, F.M. (2002)

자각되면 사람들은 그 행위를 하는 것을 꺼리게 된다. 장애에는 행위를 하는 것이 소용이 없음, 불편함, 어려움, 비용이나 시간소모가 많음 등과 같은 것일 수 있는데 즉 행위를 함으로써 개인적으로 겪게 되는 손실을 말한다. 예를 들어 체중을 조절하기 위해 음식섭취를 제한하는 것이 어렵고, 본인의 만족감을 줄여야 하는 것이 장애로 지각될 수 있다. 흡연을 스트레스 해소를 위해 하였던 사람이 금연을 함으로써 스트레스해소 방법이 없다고 지각한다면 이것 역시 지각된 장애가 되는 것이다. 행위를 이행하기가 어렵고 장애가 많을 때 그 행위는 잘 행해지지 않지만 실행하기 쉽고 장애가 적다고 여겨지면 그 행위를 이행할 가능성은 커지게 된다. 건강증진모형에서 지각된 유익이나 장애는 행동계획수립을 통해 건강증진행위에 간접적으로 영향을 미칠 수도 있지만 유익을 자각하여 직접 행동을 하게 하거나 걸림돌로 자각하여 직접적으로 건강증진행위를 하지 않도록 작용할 수도 있다.

③ 지각된 자기효능감(perceived self-efficacy)

건강신념모형과 변화단계 모델에서도 이미 언급되었던 개념으로 특정 행동의 과정을 조직하고 실행하는 개인의 능력에 대한 판단, 어떤 행위를 성취할 수 있는 능력에 대한 판단이다. 그 결과기대는 그 행위가 가져다 줄 수 있으리라 예상되는 유익 또는 손실(장애)에 대한 판단이다. 건강증진모형에서 제시된 자기효능감은 행동과 관련된 감정에 의해 영향을 받는데 행위의 전, 중, 후에 갖게 되는 감정이 긍정적일수록 효능감이 커지고 그 감정이 부정적이라면 효능감은 줄어들게 된다. 또한 건강증진모형에서 자기효능감은 지각된 장애에 영향을 미치게 되는데 효능감이 크면 장애를 적게 지각하게 된다. 예를 들어 운동을 함으로써 기분이 좋다면 자신이 운동을 할 수 있다는 자신감인 효능감이 크게 자각되고 이는 다시 운동에 따른 장애를 적게 자각하게끔 한다. 이러한 자기효능감은 목표 행위를 직접적으로 동기화시키기도 하고 행동계획수립을 통해 간접적으로 행위가 일어나도록 작용할 수도 있다.

④ 행위와 관련된 감정(activity-related affect)

행위가 갖는 특성에 의해 갖게 되는 행위의 전, 중, 후에 일어나는 주관적인 느낌을 말한다. 이러한 감정은 행위 자체와 관련된 정서적인 지각, 자기 자신과 관련된 정서적 지각, 행위가 일어나는 주위 환경과 관련된 정서적 지각 또는 결과적인 감정 상태는 행위를 중단하게 하거나 반복 또는 지속하게 하는데 영향을 미친다. 예를 들어 운동을 하는 것 자체가 그 사람의 감정을 유쾌하거나 즐겁게 할 수 있고, 현재 본인의 기분이 좋거나 나쁜 것이 운동과 관련된 감정에 긍정적, 부정적으로 영향을 미칠 수 있으며, 주변 환경의 분위기가 우울하여 운동을 할 기분을 저조하게 할 수도 있는 것이다. 어떤 행위와 관련된 감정은 긍정적 또는 부정적인 감정을 동시에 갖게 할 수 있는데 예를 들어 금연을 하는 것이 자신의 마음을 뿌듯하게 하여 긍정적으로 작용함과 동시에 흡연을 참음으로써 짜증이 나는 상태를 함께 느낄 수 있다. 이럴 경우 보건의료인은 대상자로 하여금 긍정적인 느낌과 부정적인 느낌 사이에 균형을 이루도록 하고 부정적인 느낌을 잘 극복할 수 있도록 중재방안을 세울 필요가 있다. 건강증진모형에서 행동과 관련된 감정은 자기효능감과 행동계획수립을 통해 간접적으로 목표 행위에 영향을 미칠 수도 있고 직접적으로 행위에 곧바로 작용할 수도 있다.

⑤ 대인관계의 영향(interpersonal influences : norms, support, models)

사람은 타인의 행동이나 신념, 태도에 대한 인식에 의해 대인관계의 영향을 받게 되는데 가족, 또래집단, 건강관리 제공자에게서 일차적으로 가장 많은 영향을 받게 된다. 대인관계의 영향에는 규범(중요한 타인의 기대), 사회적 지지(정서적, 도구적인 격려), 모델(특정 행위를 하는 다른 사람을 관찰하여 대리 학습)이 포함된다. 사회적인 규범은 개인이 해야 할 행동과 하지 말아야 할 행동에 대해 표준을 설정해 준다. 예를 들어 문란한 성생활을 하는 사람이 사회적으로 바람직한 사람으로 인정되지 않는 사회에서는 그것이 상대적으로 좀 더 자제될 수밖에 없을 것이다. 사회적 지지는 최근 개인주의가 만연해지고 있긴 하지만 여전히 가족중심인 우리나라의 경우에는 특히 목표하는 행위를 하도록 유도하는데 중요한 영향을 미친다. 예를 들어 금연을 하도록 금연 껌을 비롯한 대용물을 사 주는 것은 도구적 지지에 해당되고, 금연을 할 때마다 격려해 주고 마음으로 힘을 보태주는 것은 정서적 지지에 해당된다. 모델은 금연 후 모든 면에서 좋아진 사람이 모델이 되어 자신도 금연을 하겠다는 의지를 갖게 된다거나 운동 후 날씬해진 동료를 보고 자신도 운동을 하겠다는 마음을 갖게 되는 것이 모델화이다. 대인관계의 영향이 건강행위 이행에 미치는 정도는 연령에 따라 다르겠지만 청소년의 경우에 훨씬 민감하게 영향을 미친다. 이러한 대인관계의 영향은 행동계획수립을 통해 간접적으로 또는 직접 건강증진행위의 이행에 영향을 미친다.

⑥ 상황적인 영향(situational influences:options, demand characteristics, aesthetics)

상황이나 배경에 대한 개인의 지각이 어떤 행동을 촉진 또는 저해할 수 있다. 상황적인 요인에는 건강행위를 하는데 유용한 환경의 선택가능성, 요구의 특성, 행위가 일어나도록 하는 환경의 심미적 특성이 포함된다. 예를 들어 운동을 하기에 적절한 시설이나 장소를 선택할 수 있는 여지가 많은 경우에는 선택의 여지가 없는 상황보다 훨씬 자신이 좋아하는 운동을 선택하여 지속하기가 쉽다. 또한 금연구역이 확대되는 것은 금연행위를 하게끔 하는 요구를 부과하는 것이 되며, 직장 내 식당에서 수시로 제공되는 샐러드 바는 체중조절을 위한 식습관 개선에 긍정적인 심미적인 상황을 창출하게 되는 것이다. 아직은 건강증진행위에 미치는 상황적인 영향에 대한 연구가 미진하지만 추후 보다 깊이 있게 연구될 필요가 있는 구성요소이다. 지금까지의 연구에 의하면 이러한 상황적인 영향 역시 행동계획수립을 통해 간접적으로 또는 직접 건강증진행위에 영향을 미치는 것으로 확인되었다.

⑦ 행동계획수립(commitment to a plan of action)

의도성(intentionality)은 개인이 의지를 갖고 행하는 행동의 중요한 결정인자이다. 행동계획수립은 주어진 시간과 장소 내에서 특정한 사람과 함께 또는 혼자서 특정 행동을 수행하겠다는 약속이다. 따라서 자신이 특정 행위를 하려는 의지를 가지고 결심하여 스스로 준비하고 전략을 짜서 즉시 행동에 옮길 태세를 갖추는 것이다. 예를 들어 운동을 위한 시간계획표를 작성하거나, 금연클리닉에 등록을 하는 것, 또는 알코올 중독 치료센터에 예약을 하는 것 등이다.

⑧ 즉각적인 갈등적 요구와 선호성(immediate competing demands and preferences)

계획된 건강증진행위를 이행하기에 앞서 즉각적으로 개입될 수 있는 선택적 행위를 말한다. 갈등적 요구는 업무나 가족을 돌봐야 할 책임 때문에 상대적으로 낮은 수준의 조절력을 갖는 선택적 행위이다. 예를 들어 운동을 하러 나가려는데 아이의 학교에서 담임선생님이 시급한 일로 만나기를 요청한다면 이것을 거절하거나 보류하고 운동을 하러 가기가 어려우므로 조절력이 낮은 갈등적 요구에 해당한다. 이러한 갈등적 요구는 그것을 따르지 않고 계획된 행위를 할 경우 주변의 중요한 타인에게 나쁜 영향을 미칠 수 있기 때문에 무시하고 행위를 그대로 실행하기가 어렵다. 즉각적인 갈등적 선호성은 운동가지 말고 함께 쇼핑하러 백화점에 가자고 전화 온 친구의 제안을 따를 것인가, 그것을 거절하고 계획대로 운동을 하러 갈 것인가 하는 선택의 문제이다. 이것은 자기가 스스로 조절할 수 있는 능력만 있다면 조절이 가능하기 때문에 상대적으로 높은 조절력을 갖는 선호성에 해당한다. 이러한 갈등적 요구와 선호성은 둘 다 행동계획수립에서 이탈하도록 만들 수 있을 뿐만 아니라 목표행위 이행의 확률에도 영향을 미친다.

(3) 행위의 결과

건강증진행위(health-promoting behavior) : 건강증진행위는 건강증진모형의 종착점 또는 행위의 결과이다. 결국 이전의 건강증진모형을 구성하는 요소들의 직·간접적인 영향에 의해 건강증진행위를 실천하도록 이끌게 되면 궁극적으로 대상자의 건강 결과를 얻을 수 있게 되는 것이다.

건강증진모형의 구성요소와 운동프로그램에 적용한 예를 그림으로 제시하면 다음과 같다.

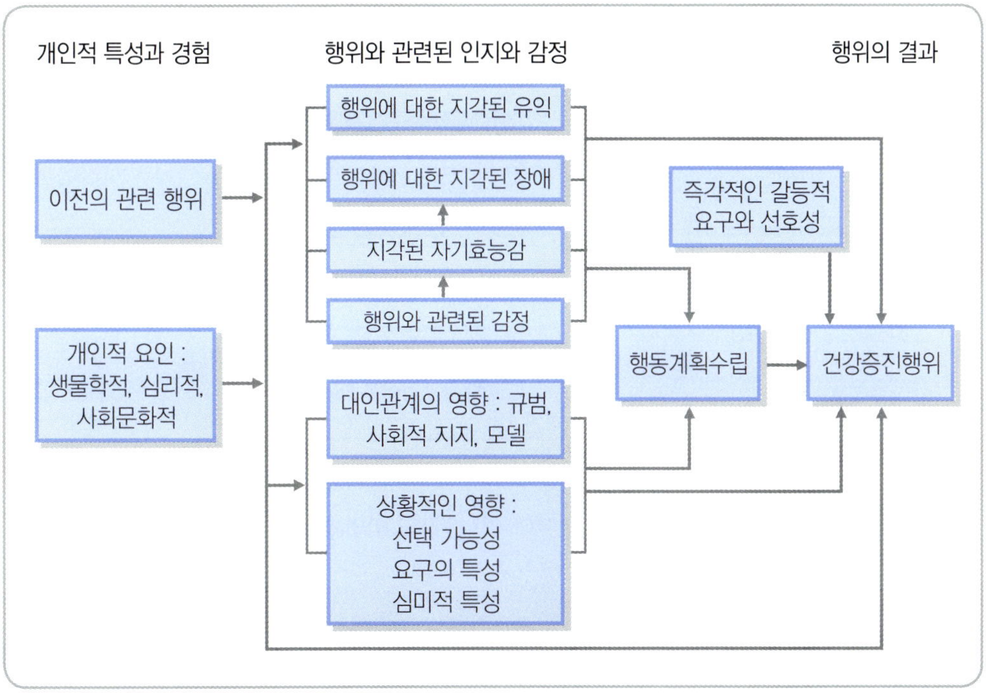

[그림 14-1] 건강증진모형

출처 : Pender, N. J., Murdaugh, C.L., & Parsons, M. A. (2002)

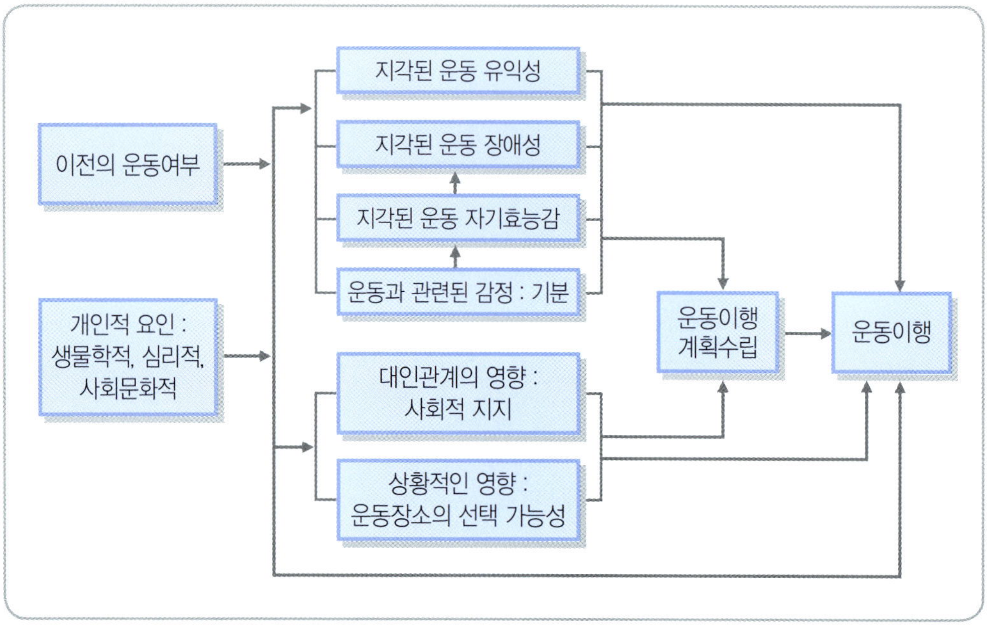

[그림 14-2] 건강증진모형 : 운동프로그램 적용

15. 사회인지이론

1) 사회인지이론의 유래

사회인지이론(Social Cognitive Theory)은 건강행위와 건강행위변화를 증진시키는 방법에 영향을 미치는 심리사회역동을 강조한다. 사회인지이론에서 인간의 행위는 행위, 인지(cognitions)를 포함하는 개인적인 요소, 환경적인 요소가 상호작용하는 것으로 세 요소의, 역동적인, 상호적인 모델이라는 말로 설명할 수 있다. 사회인지이론은 인간의 사회적 행위를 이해하기 위한 포괄적인 틀로 1986년 Bandura가 사회학습이론에서 사회인지이론으로 재 명명하였다. 1995년 Bandura는 사회적 변화의 많은 측면을 뒷받침하는 구성요소로 자기효능(self-efficacy)을 제안하였다. 그 후 1997과 2001년에 Bandura는 사회인지이론을 인간행위에 대한 기계론적인 이론의 영역에서 인간을 자신의 삶을 조절하는 하나의 관리자 또는 행위자로 보는 시각으로 이론을 옮겨놓았다. 이처럼 사회인지이론을 역사적으로 살펴볼 때 행위의 학습에서 인지적 학습이론으로 바뀐

것과 같은 큰 변화와 더불어 구성요소의 추가나 개선과 같은 작은 변화들이 있어 왔다.

사회인지이론은 세 가지 이유에서 특히 건강교육 및 건강행위프로그램과 관련성을 지닙니다. 첫째, 이 이론은 행위변화의 인지적, 정서적, 행동적 이해를 이전과 다르게 통합한다. 둘째, 사회인지이론에서 확인된 구성요소와 과정들이 건강교육에서 새로운 행동 연구와 실무를 위해 중요한 방법이나 길을 많이 제시한다. 셋째, 사회인지이론은 심리학과 같은 다른 학문에서 발달된 이론적 개념의 행동적 변화와 건강행위로의 적용을 허용하며, 그렇게 함으로써 그 이론적 개념에 대한 통찰과 이해에서 비롯되는 유익을 얻을 수 있게 한다.

2) 사회인지이론의 구성요소

사회인지이론을 이루는 구성요소들을 설명하면 다음과 같다.

(1) 상호결정론(Reciprocal Determinism)

사회인지이론에서 말하는 행위는 환경과 개인의 특성에 의존하며 이 세 요소가 상호간에 영향을 미치는 역동적인 관계이다. 행위는 개인의 특성에 의해서만 영향을 받는 것이 아니듯이 개인의 특성 역시 환경에 의해서만 영향을 받는 것이 아니라 세 요소가 끊임없이 서로에게 영향을 미친다(그림 15-1). 따라서 한 가지 요소의 변화는 다른 두 가지 요소에 영향을 미치게 되는데 이를 상호결정론이라고 한다. 상호결정론은 행위변화를 위해 행동(신체적 반응/ 사회적 상호작용/ 언어 반응)만 따로 분리해서 다루지 않

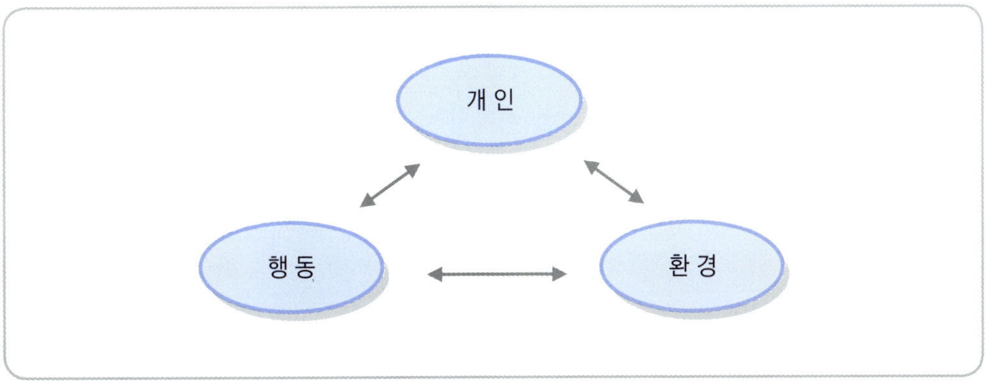

[그림 15-1] 상호결정론

고 개인의 특성(신체적 특성/ 인지적 능력/ 성격, 신념, 태도 등)과 환경(물리적 환경/ 가족, 친구/ 사회적 환경)을 함께 고려함으로써 행위변화가 보다 효과적으로 일어날 수 있도록 한다.

(2) 환경(Environment)과 상황(Situation)

환경은 인간의 행동에 영향을 미칠 수 있는 객관적 요소이며 물리적으로는 외적인 것을 의미한다. 사회적 환경의 예는 가족 구성원, 친구, 동료 등이며, 물리적 환경은 방의 크기나 온도 등이 예가 된다. 상황은 환경의 인지적 또는 정신적인 표현으로 실제적인 것일 수도, 왜곡된 것일 수도 상상일 수도 있는 것을 포함하여 사람의 행동에 영향을 미친다. 상황은 장소, 시간, 물리적 특성, 그 상황 내에서의 자신의 역할과 같은 환경에 대한 개인의 지각이다. 환경과 상황은 행동을 이해하기 위한 생태학적인 틀을 제공한다. 예를 들어 한 아이가 어떤 특정 음식을 먹는 것은 부분적으로는 그 아이가 그 음식을 선호한 결과이지만 그 음식을 집에서 구할 수 있는 것이어서 일수도 있고 그 날 그때에 혹은 그 지역에서 먹을 수 있는 것이어서 일수도 있다. 환경이 건강행위 변화에 중요하다는 인식이 점차 더 강조되고 있다. 국가나 직장의 금연정책은 흡연예방이나 금연을 더 증가시킬 수 있다.

(3) 행동역량(Behavioral Capacity)

행동은 아주 미세한 것에서부터 큰 움직임까지 다양한 차원으로 볼 수 있다. 건강행위를 변화시키는데 관심을 가진 건강전문가들은 목표 행위를 명백하게 구체화해야 한다. 행동역량은 어떤 사람이 특정 행동을 수행하고자 한다면, 그 사람은 그 행동이 무엇인지(즉 그 행동에 대한 지식), 그 기술을 어떻게 수행할 수 있는지를 알아야 함을 단언하는 것이다. 행동역량은 학습과 실행을 구분한다. 왜냐하면 어떤 과업은 학습될 수 있으나 실행될 수는 없기 때문이다. 실행은 학습을 가정한다. 예를 들어 어떤 행동(수영을 예로 생각해 보자)을 실행하기 위해서는 신체활동(수영)이 본인에게 왜 필요하고 어떤 점에서 유익한지 수영법은 어떤 것이 있는지 등에 대한 지식이 있어야 할뿐만 아니라 수영을 실행에 옮기는 방법을 훈련하여 실제로 수영을 할 줄 알아야 이미 알고 있는 수영에 대한 지식이 완성되어 그 신체활동(수영)에 대한 역량을 갖게 되었다고 말할 수 있다. 즉 기술훈련을 통해 학습의 완성을 증진시킬 수 있다.

(4) 관찰학습(Observational Learning)

환경은 행동을 위한 모델을 제공하기 때문에 사회인지이론에서 중요하다. 사람은 타인으로부터 강화를 받을 뿐만 아니라 관찰을 함으로써 배울 수 있다. 관찰학습은 다른 사람의 행동과 그 사람이 받는 강화를 보면서 일어난다. 이러한 과정을 대리보상 또는 대리경험이라고 부르기도 한다. 관찰학습에서는 관찰자가 불확실한 상황 속에서 시간 소모적이고 시행착오적인 과정에 처할 필요가 없다. 대신 학습자는 다른 사람의 행동과 그 행동으로 인해 받는 강화를 관찰함으로써 그 행동에서 고려되는 교훈들을 발견한다. 많은 행동들이 관찰학습을 통해 학습될 수 있다. 이 과정이 가족이 왜 비슷한 행동유형을 갖는지를 설명하는데 아이들은 그들의 부모가 먹고, 담배피우고, 안전띠를 매는 것을 봄으로써 그 행동으로 인해 부모가 받는 여러 가지 보상이나 벌을 알게 된다. 따라서 행동변화를 증진시키고자 하는 건강전문가는 대상자로 하여금 바람직한 행동에 대한 관찰학습을 통하여 긍정적인 행위변화를 모델링하여 볼 수 있게 하고 그 행위변화의 보상을 통한 강화를 학습하게 함으로써 목표행동을 하도록 이끌어 가는데 관찰학습을 활용할 수 있다.

(5) 강화(Reinforcement)

강화는 학습이론에 중요한 구성요소인데 긍정적인 강화 또는 보상은 행위가 반복해서 일어날 가능성을 증가시켜 주는 개인의 행동에 대한 반응이다. '잘 한다'는 칭찬을 받으면 칭찬받을 만한 행동을 더 많이 하게 되고 그 칭찬을 해 주는 사람의 의견이 행동을 한 본인에게 가치 있다고 여겨지면 그 행동을 할 가능성은 더욱 더 커진다. 부정적인 강화도 어떤 행동의 가능성을 증가시키는데 그것은 원하는 행동을 하였을 때 부정적인 자극이 제거됨으로써 가능하다. 예를 들어 흡연은 흡입된 니코틴이 우울, 불안, 분노 등의 부정적인 정서를 없애고 철회하는데 필요하기 때문에 부정적으로 강화된다. 처벌도 특정 행동을 행했을 때 벌을 받을 것이라는 것이 예측될 때 그 행동을 할 가능성을 줄일 수 있다. 흡연하는 사람들에게 금연에 대한 보상으로 강화를 긍정적으로 제공할 때 금연의 가능성이 높아지지만 그 보상이 제거될 때 다시 흡연하게 될 수 있을 것이다.

사회인지이론에서 강화는 직접 강화(조작적 조건화), 대리 강화(관찰학습), 자기 강화(자기조절)의 세 가지로 통합할 수 있다. 또한 이들 강화는 외적 강화와 내적 강화로 분류할 수 있는데 외적 강화는 가치 있는 강화가 일어날 것이 예측되는 사건이 일어나는 것이고, 내적 강화는 어떤 사건이 일정 가치를 지닌다는 개인의 지각 또는 경험이다. 일시적으로는 외적 강화가 더 효과적일 수 있지만 어떤 목표행위로의 행동변화를 이끌고 지속하는데 있어서 외적 강화보다 내적 강화가 동기부여가 더 잘 되어서 더 효과적이므로 행위변화 자체를 위해 내적 강화가 더 강조될 필요가 있다. 흡연의 예를 들어 설명하면 직장에서 사원들의 금연을 유도하기 위해 일정기간 금연을 하였을 때 보너스를 준다면 그것은 직접 강화가 될 것이고, 동료가 금연을 하더니 훨씬 활기찬 모습과 당당한 모습을 보이는 것을 관찰하였다면 대리 강화로 흡연하는 사람의 금연을 유도하는데 기여할 수 있을 것이다. 그리고 스스로 금연을 하였더니 가족이 매우 행복해 하고 그래서 본인 스스로도 뿌듯함을 느끼게 되었다면 자기 강화가 되어 금연을 지속하는데 좀 더 결정적인 영향을 미치게 된다. 이 예에서 직장에서 지급된 보너스는 외적 강화의 예가 될 것이며, 본인 스스로의 뿌듯함이나 자신감이 동기가 되어 금연을 하게 되었다면 이는 내적 강화로 작용한 예가 될 것이다.

(6) 결과기대(Outcome Expectations)

결과는 행동에서 비롯된다. 따라서 수행은 결과에 원인적으로 앞선다. 동시에 사람들이 예상하는 결과는 주어진 상황에서 자신들이 얼마나 잘 수행할 수 있을지에 대한 본인의 판단에 크게 의존한다. 즉 결과기대는 행동의 선행 결정요인으로 Bandura는 이것을 행동으로 인하여 예상되는 측면이라고 하였다. 사람은 특정한 상황에서 자신의 행동에 따라 특정한 사건이 발생된다는 것을 학습하고 그 상황이 다시 생기면 그 사건이 다시 발생할 것으로 기대한다. 다시 말해 사람들은 습관적인 행동에 의해 행동한다기보다 본인이 실행한 행동에 따른 여러 상황을 예상하고 그 상황에 대처하기 위한 전략을 개발해 나가면서 그 상황에서 행한 자신의 행동의 결과가 어떻게 나타날지 기대한다. 이처럼 실제 그 상황이 일어나기 전에 결과를 기대하게 되면 행동의 결과를 발전시킬 수 있을 뿐만 아니라 행동을 예상함으로써 그들의 불안을 줄여주고 그 상황을 다룰 수 있는 능력을 키워준다. 기대는 네 가지 방법; 비슷한 상황에서의 이전 경험, 비슷한 상황에서 다른 사람을 관찰, 다른 사람이나 사회적 설득으로부터 이러한 상황들에 대해서 듣는 것, 행동에 대한 정서적 또는 신체적 반응(생리적 각성)으로 학습된다.

기대가 발전되고 변화될 수 있는지는 청소년의 음주 예방을 위한 예에서 살펴볼 수 있다. 일반적으로 청소년은 광고나 친구 또는 어른들을 통해 음주가 기분을 좋게 한다는 것을 경험하고 어른이 된 것 같은 느낌을 갖게 하거나 멋있어 보이는 것 같은 경험을 할 수 있다. 음주예방을 위한 건강교육이나 프로그램에서 술을 마심으로 인해 초래되는 부정적인 결과나 음주 친구들로부터 술을 마시자는 유혹을 받을 때 어떻게 피할 수 있는지 등에 대해 친구가 직접 설명하거나 친구와 토론함으로써 절주(금주)를 학습시킬 수 있다. 이러한 접근으로 음주를 그만두게 하는데 성공한 것이 부정적인 사회적 결과(부정적인 결과기대)가 부분적으로 청소년들을 변화시키는 결과를 가져왔다고 볼 수 있다.

(7) 결과기대치(Outcome Expectancies)

이것은 개인이 어떤 특정한 결과에 부여하는 가치라는 점에서 결과기대와는 구별되는데 Bandura는 이것을 동기(자극, incentives)라고 명하였다. 기대치는 긍정적 또는 부정적일 수 있고 보통 −1에서 +1까지의 연속성으로 표현되는 양적 가치의 정도를 나타낼 수 있다. 기대치가 행동에 영향을 미치는데 만일 모든 다른 조건들이 동일하다면 사람은 긍정적인 결과를 극대화시키고 부정적인 결과를 최소화시키는 행동을 수행하고자 선택할 것이다. 예를 들어 금연에 대한 긍정적, 부정적 기대치가 흡연 중단 시도의 성공을 예측하게 한다. 개인의 긍정적인 기대치는 어떤 행동의 동기를 확인하여 건강행위로의 변화를 가져오고자 하는 프로그램에서 초기에 사정되어야 한다. 사람들은 사망률이나 유병률 감소와 같은 장기적인 유익보다 당장에 주어지는 어떤 보상, 예를 들어 운동 후에 기분이 좋아진다거나 담배를 끊고 직장에서 보너스를 받았다거나 등의 단기적인 유익이 있는 경우에 행동변화를 더 많이 실행하게 된다는 것이 밝혀졌다. 그러므로 대상자의 행동변화를 계획하는 보건의료인은 대상자가 부여하는 단기적인 결과기대치를 잘 활용하여 목적하는 행동변화를 유도할 필요가 있다.

(8) 자기효능(Self-efficacy)

자기효능은 개인이 어떤 행동을 수행할 때 느끼는 자신감으로 그 행동을 수행하기 위한 장애를 극복할 수 있다는 자신감을 포함한다. Bandura는 자기효능이 행동변화를 위한 가장 중요한 선행요소라고 하였는데 자기효능의 지각은 어떤 주어진 행동을 수행하는데 성공하기 위한 과정에서의 자기 능력에 대한 개인적 판단으로 자기조절을 하는데 중요한 역할을 하는 내적 요소이다. 자기효능에 대한 지각에는 자신과 타인의 성공이나 실패에 대한 직접적, 대리적 경험이 가장 크게 영향을 미친다. 자기효능을 높게 지각한 사람은 낮게 지각한 사람보다 목표행동을 달성하려는 노력을 더 많이 하게 되어 성공가능성이 더 높다. 즉 행동변화가 일어나기 위해서는 그 행동에 대한 지식이나 기술만으로 유지되는 것이 아니고 스스로 장애를 극복하고 지속할 수 있다는 본인의 능력에 대한 자신감이 있어야 그 행동변화에 성공할 수 있음을 강조한다.

Bandura는 자기효능을 증진시키는 자원이 되는 것으로 성공적인 성취감(performance accomplishment), 대리경험(vicarious experience), 언어적 설득(verbal persuasion), 생리적 상태(physiological state)를 제시하였다. 성취감은 일정 수준으로 행동을 성공적으로 수행함으로써 자신감을 갖게 되는 직접적인 경험의 결과이고, 대리경험은 비슷한 상황에 있는 다른 사람들의 성공적인 행동을 관찰함으로써 얻게 되는 간접적인 경험이다. 언어적 설득은 쉽게 널리 이용될 수 있는데 구두 설득을 통해 자신이 가진 능력을 긍정적으로 받아들이고 신뢰할 수 있도록 유도한다. 생리적 상태의 조절은 사람은 어떤 행동을 수행하는 자신의 능력을 판단하는 과정에서 자신의 신체적 반응과 정서적 반응에 따라 그 행동을 성공적으로 수행하기도 하고 실패하기도 한다. 예를 들어 어떤 행동으로 몸에 무리가 오는 것을 지각하거나 정서적으로 우울해지는 반응이 나타난다면 그 행동을 지속하지 않을 것이다. 그러므로 어떤 일련의 목표 행동을 향상시키기 위해 관찰학습과 적극적인 참여 학습기술을 모두 사용할 수 있을 것이며, 보건의료인은 이들을 적절히 활용하여 행동변화가 성공적으로 달성될 수 있도록 교육해야 한다.

(9) 자기조절(Self-control)

어떤 목표달성에 초점을 둔 인간행동을 수행이라고 할 수 있는데 사람이 자신의 조절하에서 건강행위를 수행하도록 하는 것이 건강증진 및 건강교육의 중요한 목표이다. Bandura는 자기조절 체계는 개인이 자신의 행위와 그 행위의 결정요소 및 효과를 감시하는 것, 행위와 개인적인 기준, 특히 자신이 설정한 목표에 따라 그 결과를 비교하는 것, 그리고 자기보상, 특히 정서적인 자기반응을 포함하는 몇 가지 구성요소로 이루어져 있다고 하였다. 즉 자신의 행동을 다각적으로 모니터하면서 관찰한 후 자신의 평가기준과 비교 · 분석하고 그에 따른 긍정적, 부정적 자기반응으로 보상과 처벌을 가하는 일련의 과정을 통해 행동이 조절된다는 것이다. 변화를 위해 행동을 어느 정도까지 할 것인가의 정도를 선택하고 자기통제의 한도 내에서 자신감을 키울 수 있는 실무를 선택한다는 의미에서 자기효능이 자기조절에서 중요한 역할을 한다. 또한 수행의 기준설정 또는 목표수립이 가장 중요한 요소 중 하나이다. 다시 말해 자기조절은 목표지향적인 행동 또는 수행의 개인적인 조정으로 의사결정, 자기감시, 목표수립, 문제해결, 그리고 자기보상에 대한 기회를 제공한다.

(10) 정서적 대처반응(Emotional coping responses)

Bandura는 지나친 정서적 자극은 학습과 수행을 방해한다고 하였다. 어떤 자극은 공포감을 야기시키고 그것은 정서적 자극을 유발하여 방어행동을 촉발한다. 방어행동이 그러한 자극을 효과적으로 대처하도록 하면 공포, 불안 등의 정서적 자극은 줄어든다. 이러한 정서적 생리적 자극에 대한 네 가지 행동적 관리방법은 부정(denial), 억압(repression) 등의 심리적 방어, 문제의 재구성과 같은 인지기술, 정서적 압박증상을 치료하기 위한 점진적 이완요법과 같은 스트레스 관리기법, 정서적 자극의 원인을 확인하고 해결책을 선택하여 실행에 옮기는 등으로 효과적으로 문제를 해결하기 위한 방법이 있다. 즉 정서적 대처반응은 정서적 자극에 대처하기 위해 개인이 사용하는 기법 또는 전략으로 문제해결과 스트레스 관리를 위해 훈련을 제공하거나 정서적으로 자극되는 상황에서의 대처기술을 실행하는 기회를 포함한다. 사회인지이론은 이러한 행동적 관리기

구성요소	적용 예
상호결정론	직장이 음주를 줄이는 문화로 바뀌면 술을 덜 마시게 되고, 술 판매장소를 제한하면 절주에 도움이 될 수 있다.
환경 및 상황	술 없는 회식문화가 절주에 긍정적인 환경이 될 것이며, 회식에서 술을 마시지 않아 도 불이익이 없는 상황이라고 지각되면 절주에 도움이 되는 상황이 될 것이다.
행동역량	절주가 왜 필요한지에 대한 인식이 필요하며 본인이 절주를 실행하고 음주에 대한 욕구를 자제할 수 있는 의지가 있어야 절주에 성공할 수 있다.
관찰학습	절주에 성공한 다른 사람의 건강한 모습을 통해 절주에 대한 인식을 증가시킨다.
강화	일정기간 절주에 성공한 사람에게 보상을 제공한다.
결과기대	절주 후의 건강해진 모습이나 계속해서 음주를 할 경우에 나빠질 몸 상태 등을 예상하게 함으로써 절주를 유도한다.
결과기대치	절주 후의 건강해진 모습이나 과도한 음주 후의 악화된 건강상태에 대해 개인이 어느 정도로 의미나 가치를 부여하느냐에 따라 절주의 성공여부는 달라질 수 있다. 예를 들어 간 기능이 악화된 정도가 두 사람이 같다고 하더라도 그것을 심각하게 받아 들이는 정도가 다르다면 결과기대치는 다른 것이다.
자기효능	어떤 유혹에도 불구하고 술을 자제하고 절주할 수 있다는 자신감을 갖게 함으로써 절주를 유도한다.
자기조절	자신의 음주행위를 분석하여 어떻게 단계를 밟아 절주를 해 나갈 것인지 스스로 목표를 설정하게 하고 잘 이행하지 않을 때는 어떻게 하며 잘 이행할 때는 어떤 보상을 하겠다는 등의 결정을 스스로 하게 함으로써 절주를 스스로 성취해 나가도록 유도한다.
정서적 대처반응	스트레스를 해소하기 위해 술을 마셨는데 절주를 함으로써 쌓이게 될 심리적 억압이나 불안을 다른 긍정적인 해소방법을 통해 해결하게 한다.

술을 구성요소로 포함하고 있으며 이들 기술을 학습하기 위한 방안들이 건강교육 및 건강증진을 달성하기 위해 강구되어야 한다.

다음은 사회인지이론의 구성요소와 절주프로그램을 적용한 예이다.

16. PRECEDE-PROCEED 모델

1) PRECEDE-PROCEED 모델의 유래

PRECEDE-PROCEED 모델은 건강과 질적인 삶에 대한 요구를 사정하고, 이러한 요구를 충족하기 위한 건강증진프로그램을 고안, 수행, 평가하기 위한 포괄적인 구조를 제공하는 모델로서 개인보다는 인구집단을 위한 건강증진 프로그램에 적용하기에 유용한 모델이다. PRECEDE-PROCEED 모델은 1980년에 Green과 Kreuter가 PRECEDE를 개발한 이래 1991년에 PRECEDE-PROCEED 모델로 확대, 발표하였다. PRECEDE는 Predisposing, Reinforcing, and Enabling Constructs in Educational Diagnosis and Evaluation의 약어로 목표로 하는 인구집단의 건강과 질적인 삶을 위해 집중적이고 맞춤 공중보건프로그램을 개발하기 위한 진단적 계획 과정의 개요를 설명한다. 또한 PROCEED는 Policy, Regulatory, and Organizational Constructs in Educational and Environmental Development의 약어이며 PRECEDE를 사용하여 계획된 프로그램의 수행과 평가를 안내한다.

PRECEDE-PROCEED 모델은 보건교육이 중재수행에 초점을 두고 있지만 요구를 파악하고 전략적으로 계획하기에는 미흡하다는 데 착안해 개발되었고, 건강증진사업의 기획을 위한 모델로 건강증진사업의 계획에서부터 실시 및 평가과정까지를 포괄하는 모형이다. 현대적 건강증진은 교육적 접근뿐만 아니라 옹호, 조직의 변화노력, 정책개발, 경제적 지원, 환경변화, 그리고 다양한 방법을 활용하는 프로그램을 필요로 한다. 즉 건강증진프로그램이 생태학적 측면에서 영향을 미치는 다양한 요소들을 고려하여 분석, 계획된다면 훨씬 성공하기 쉬우므로 PRECEDE- PROCEED 모델은 생태학적 접근을 강조한다. 따라서 이 모델은 개인의 행위변화뿐만 아니라 조직이나 지역사회를 변화시켜 나가는 것을 포괄하는 정책적 틀이 되는 이론으로서 지역사회의 우선하는 문제나 요구를 사정하여 이를 충족하기 위한 건강증진프로그램을 기획하고 수행, 평가하는데 초점을 둔다.

2) PRECEDE-PROCEED 모델의 구성요소

먼저 PRECEDE는 다섯 단계로 구성되어 있다. 1단계는 어떤 주어진 인구집단의 삶의 질 또는 사회적 문제와 요구를 확인하는 것을 포함한다. 2단계는 이들 문제와 요구의 건강 결정요소를 확인하는 것으로 구성되어 있다. 3단계는 그 건강문제의 행동적, 환경적 결정요소를 분석하는 것을 포함한다. 4단계는 그 행위와 생활양식의 소인이 되고, 가능하게 하며, 강화하는 요인들이 확인된다. 5단계는 어떤 건강증진, 건강교육 또는 중재와 관련된 정책이 그 행위나 환경에서 그리고 그러한 행위와 환경을 지지하는 요인들 중에서 희망하는 변화를 촉진하는데 가장 적절한지를 확인하는 즉 행정 및 정책적 요인을 파악하는 것을 포함한다.

PROCEED는 4가지 부가적인 단계로 구성되어 있다. 6단계는 5단계에서 확인된 그 중재가 수행된다. 7단계는 그들 중재의 과정평가를 의미한다. 8단계는 행위를 지지하는

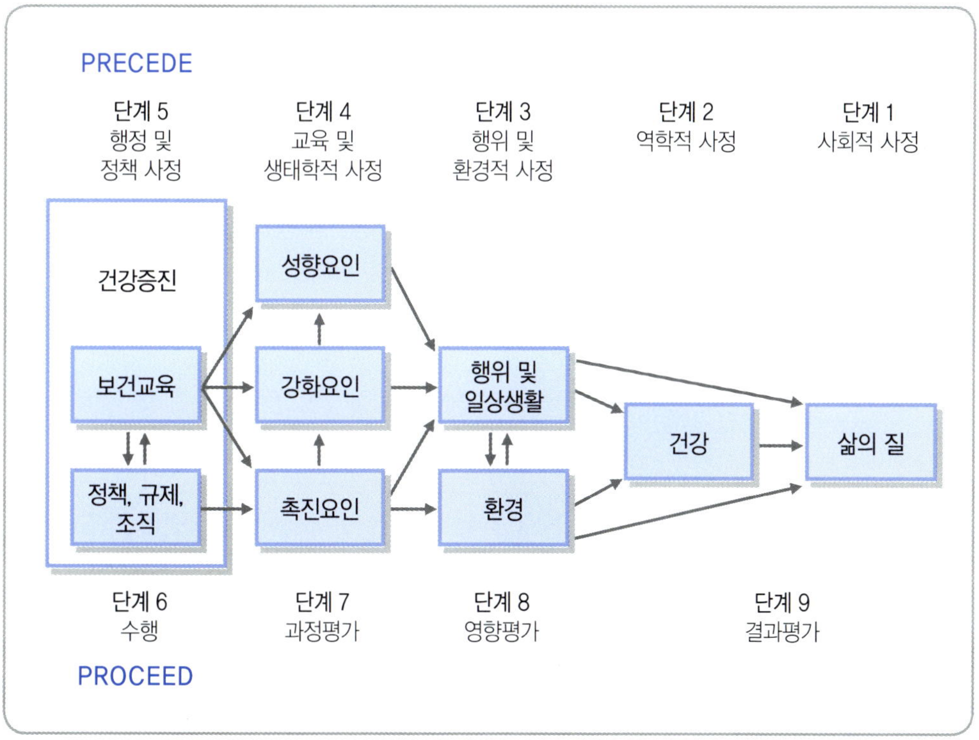

[그림 16-1] PRECEDE-PROCEED 모델

출처 : Green, L. W., & Kreuter, M. W.(1991)

요인들과 행위자체에 미치는 중재의 영향을 평가하는 것을 포함한다. 9단계는 마지막단계로 결과평가를 포함하는데 즉 건강과 그 인구집단의 삶의 질에 미치는 그 중재의 궁극적인 효과를 결정하는 것이다(그림 16-1).

(1) 단계 1 : 사회적 사정

사회적 사정은 삶의 질과 요구에 대한 지역사회 사람들의 지각을 확인하는 것이다. 개인 또는 조직이나 지역사회가 관심을 갖는 일반적인 사회문제에 초점을 두고 삶의 질을 확인한다. 이 단계에서 하게 되는 첫째 질문은 '주어진 자원을 가지고 인구집단의 요구나 삶의 질을 보장하기 위해 해결의 효과가 가장 큰 또는 우선순위가 높은 건강문제는 무엇인가'를 확인하는 것이다. 삶의 질을 규명하고 측정하는 것이 쉽지는 않지만 여러 가지 주관적, 객관적 방법을 통해 측정할 수 있다. 객관적 측정은 실업률이나 범죄율과 같은 사회적 지표와 주택밀도, 대기상태와 같은 환경적 지표 등이 포함된다. 주관적 측정은 지역주민의 적응(스트레스 생활사건, 개인적 또는 사회적 자원)과 삶의 만족도(긍정적 생활경험, 개인적 또는 사회적 자원) 등을 포함한다.

사회적 사정을 위해 이용되는 자료수집 방법으로는 지역사회 주요 지도자나 핵심인력과의 면담, 관찰, 지역사회 포럼, 포커스 그룹 활용, 설문조사, 사회적 지표, 연구기록, 국가적 자료가 지역수준으로 조사된 통계 등이 있다. 지역사회 사람들 스스로의 요구나 삶의 질을 제대로 이해하기 위해서는 광범위한 지역사회 참여와 계획된 다양한 정보수집 활동을 통해서 지역사회의 건강문제, 강점과 자원, 변화될 준비가 되었는지의 여부 등을 고려해 요구를 파악해야 한다. 사회적 사정이 중요한 이유는 건강문제가 삶의 질에 영향을 주고 삶의 질은 건강에 영향을 주는 상호 교환적 관계를 가지고 있으며, 삶의 질에 영향을 주는 사회문제는 건강문제를 야기하고, 건강문제는 건강증진이나 유지를 위한 중재가 이루어짐으로써 삶의 질에 영향을 미치기 때문이다.

사회적 진단 단계의 목적은 첫째, 대상 집단의 삶의 질과 연관된 주관적 건강문제를 확인; 둘째, 기존 사회적 지표와 신문, 잡지, 기타 이용 가능한 자료로부터 현 사회문제를 분석하여 명료화; 셋째, 지역사회 건강문제와 원인에 따른 건강상태를 체계적으로 파악하여 우선 문제(또는 대상 집단)를 분류; 넷째, 우선적 문제(대상) 선정을 위한 기준이나 타당성을 명료화; 다섯째, 선정된 사회적 문제에 대한 건강교육 비용 산정 및 예산 확보를 위한 문서화; 여섯째, 비용-효과 측면에서 프로그램을 평가할 때 비교가 될 수 있는 근거 기초자료를 확보하는 것이다.

(2) 단계 2 : 역학적 사정

역학적 사정은 사회적 사정단계에서 확인된 삶의 질에 영향을 미치는 구체적인 건강문제를 확인하고 제한된 자원을 투자할 가치가 있는 건강문제의 우선순위를 설정하며 이를 해결하기 위한 건강목표와 목적을 개발하는 단계이다. 즉 어떤 건강문제가 지역사회 내 어떤 집단에게 가장 중요한지를 사정하는 것이다. 관련 건강문제의 발생률, 유병률, 분포 등 역학조사 자료가 삶의 질과 관련된 건강문제의 중요성을 제시해 줄 수 있다. 건강문제를 나타내는 대표적인 지표에는 사망률(death), 이환률(disease), 장애율(disability)이 있고 불편감(discomfort), 불만족(dissatis-faction)을 포함하여 삶의 질을 파악할 수 있는 5D라고 한다. 이러한 지표를 확인하기 위해 생정 통계자료, 국민건강조사 등을 통한 현존 자료들을 활용하여 2차 분석을 할 수 있다.

여러 가지 건강문제들 중에서 우선순위를 결정하기 위해 어떤 건강문제의 파급효과가 가장 큰지, 인구집단 중에서 어느 집단이 위험에 처해 있는지, 중재하기에 가장 적합한 문제는 무엇인지, 중재를 제공하였을 때 어떤 건강문제가 가장 효과적인 결과를 가져올 수 있는지, 국가나 사회적 우선순위에서 어떤 문제가 더 우선시 되고 있는지 등을 고려하여 건강문제의 우선순위를 설정한다.

건강문제의 우선순위가 설정되면 사업의 목적을 수립한다. 목적은 계획하는 사업의 방향을 제시하는 중요한 역할을 하는 것으로서 측정가능하고 정확한 자료에 근거하여 타당하게 수립되어야 한다. 목적에는 대상, 예상되는 결과, 기간, 범위 등의 내용을 구체적으로 포함하고 있어야 한다.

(3) 단계 3 : 행위 및 환경적 사정

3단계에서는 역학적 사정단계에서 확인된 건강문제와 연결해 원인으로 나타나는 건강행위를 체계적으로 확인하는 것이다. 즉 전 단계에서 확인된 삶의 질 또는 건강결정요인들을 통제하는데 가장 우세한 개인적이고 총체적인 행위들과 사회적, 물리적 환경요인을 분석하는 것이다. 행위요인은 건강문제의 발생과 심각성에 영향을 주는 개인의 생활습관이나 행위와 관련 있는 것이며, 환경요인은 건강에 영향을 주거나 건강을 변화시킬 수 있는 개인의 사회적, 물리적, 외적 요인들이다.

① 행위사정

행위사정은 위험요인사정과 행위사정으로 구분할 수 있다. 먼저 위험요인사정을 살펴보면, 대부분의 건강문제는 유전적, 생물학적, 행위적, 환경적 위험요인이 합쳐져서 발생한다. 심장병을 예로 들어 설명하면 개인이 갖는 유전적, 생물학적 특성이 위험요인으로 작용하여 가족력이 있거나 연령이 높을수록 심장병의 위험은 더 높다. 그리고 흡연이나 운동부족, 과도한 스트레스, 고혈압, 비만 등이 행위적 위험요인으로 작용하여 심장병의 문제를 더 많이 유발시키며, 심장병의 위급한 증상이 나타났을 때 신속하게 처치를 받을 수 있는 병원이 가까이 있는지의 의료기관 근접성과 같은 환경적 요인 역시 위험요인으로 작용한다.

다음으로 행위를 사정하기 위한 단계는 다음과 같다.

첫째, 건강문제의 원인(위험요인)을 열거해 놓고 행위-비행위적인 요인으로 원인을 구분한다. 위 심장병의 예에서 제시한 심장병의 위험요인들 중에서 흡연이나 운동부족은 행위적 요인이고, 과도한 스트레스, 고혈압, 비만은 직접적인 행위는 아니지만 행위와 연관된 요인이며, 가족력이나 연령은 비행위적 요인으로 구분할 수 있다.

둘째, 행위-비행위적인 요인이 구분되면 그에 따라 행위적 요인 목록을 재정리하는데 이 과정에서 행위 목록을 다시 건강문제를 예방하는데 관련된 행위(예방행위)와 건강문제의 치료과정과 관련된 행위(치료행위)로 구분한다. 위 예에서 흡연은 담배를 피우지 않음으로써, 운동부족은 규칙적인 운동을 함으로써, 과도한 스트레스를 피함으로써 예방할 수 있는 예방행위에 해당된다. 반면 금연클리닉을 통해 금연요법에 참여하거나 처방대로 고혈압 약을 복용하며, 비만조절을 위해 어떤 처치를 받는다면 치료행위로 구분할 수 있을 것이다.

셋째, 이렇게 기술된 행위 목록은 건강문제에 직접적인 원인이 되며, 발생빈도가 높고, 1차 예방에 속하는 항목에 높은 우선순위를 주어 중요성의 측면에서 행위의 순서를 매긴다. 같은 행위라 할지라도 대상 집단이나 건강문제에 따라 우선순위는 달라질 수 있다. 예를 들어 어떤 개인이나 집단은 흡연이 가장 중요한 행위로 간주되는데 반해 다른 집단에서는 상대적으로 덜 중요한 행위로 분류될 수 있을 것이다.

넷째, 변화가능성의 의미에서 행위에 순위를 부여한다. 변화 가능한 행위란 형성된 지 오래되지 않은 행위, 문화나 생활습관과 밀접한 관련을 갖지 않은 행위, 이전 시도에서 성공한 적이 있는 행위, 다소간 수용하기가 쉬운 행위를 의미한다. 반면에 오래 전에 형성된 행위, 문화적 배경이 있는 행위, 한 번도 시도된 적이 없는 행위는 변화될 가능성이 낮은 행위이다. 담배나 약물남용과 같이 중독성향이 강하거나 음식섭취 패턴에서의 가족적인 성향이 있는 행위는 변화에 강한 저항을 보임으로써 변화가능성을 낮게 할 것이다.

다섯째, 이처럼 건강에 영향을 미치는 정도의 중요성과 변화가능성의 의미에서 행위에 순위를 부여하고 프로그램 제공자는 교육적 중재에 초점을 두어 적절한 목표행위를 선택한다.

마지막으로 선택된 목표행위를 긍정적으로 변화시키기 위한 행동목표를 진술하는데 목표는 합리적으로 변화를 달성할 수 있는 행위, 대상, 그 행위의 범위와 시간 등을 포함하여 구체적으로 설정한다. 예를 들어 중년남성의 심장병 발생을 예방하기 위해 혈압조절을 목표행위로 선택하였다면 "35~65세의 남자주민은 혈압조절 프로그램을 시행한 후 3년 이내에 고혈압위험집단에 속하는 인구비율이 20% 감소할 것이다."와 같이 행동목표를 설정할 수 있다.

② 환경사정

건강을 결정하는데 중요한 영향을 미치는 환경사정도 행위사정의 단계와 마찬가지의 절차를 통해 행해진다.

첫째, 변화될 수 있는 환경요인의 규명 : 건강과 삶의 질에 영향을 미치는 것으로 알려진 조직적, 경제적, 환경적 요인을 규명한다.

둘째, 중요도에 따라 환경요인을 분류 : 건강문제에 영향을 미치는 환경요인의 종류는 매우 많기 때문에 초점을 두고 있는 건강과 삶의 질 문제와 특정 환경요인이 얼마나 관련되는지의 정도와 그 환경요인에 의해 얼마나 많은 사람들이 영향을 받는지 또는 얼마나 높은 발병률을 야기시키는지 등을 고려하여 분류한다.

셋째, 변화가능성에 따라 환경요인을 분류 : 사업을 통한 중재로 변화되기 어려운 환경요인을 제외시킴으로써 환경요인의 종류를 줄여나간다.

넷째, 변화에 가장 큰 영향을 미치는 표적 환경요인을 결정 : 행위사정의 단계에서와 마찬가지로 그 환경요인이 건강과 삶의 질 문제에 얼마나 중요한지 그리고 중재를 제공함으로써 변화할 가능성은 어느 정도인지 등을 가지고 표적 환경요인을 결정한다.

다섯째, 환경목표를 진술 : 해당 건강문제를 해결하기 위해 변화되어야 할 환경요인들에 대한 우선순위를 설정하여 결정된 표적 환경요인을 변화시키기 위한 환경목표를 행동적으로 진술한다. 예를 들면 "특정 지역의 소음공해지수가 2년 이내에 30% 감소할 것이다."와 같이 설정할 수 있다.

(4) 단계 4 : 교육 및 생태학적 사정

이 단계는 건강이나 삶의 질과 연관된 행위적, 환경적 상태를 고려하는 것이다. 이를 위해 개인 또는 집단의 건강행위에 영향을 주는 성향요인, 촉진요인, 강화요인을 규명한다.

성향요인(predisposing factor)은 행위를 초래하거나 행위의 근거가 되는 요인으로 행위의 근본적 이유나 동기를 제공하는 요인과 관계된다. 즉 행위를 하기에 앞서 내재된 요인으로 개인이나 집단의 동기화와 관련된 태도, 신념, 가치, 인식 등이 포함되며, 수입, 교육, 직업, 거주 지역 등 사회경제 상태나 연령, 성, 가족규모와 같은 인구학적 요인도 포함된다. 이것은 행위가 실제로 나타나도록 하는 행위이전의 요인으로 변화에 대한 동기를 촉진시키기도 하고 억제시키기도 한다.

촉진요인(enabling factor)은 개인이나 집단으로 하여금 행위를 하도록 촉진하는 것으로 건강행위를 수행하는데 필요한 기술과 자원이 포함된다. 여기에는 보건의료시설, 인력, 학교 등이 포함되며, 비용, 거리, 이용 가능한 교통수단, 사용 가능한 시간 등과 이러한 자원에 대한 이용 가능성이나 접근도 등을 포함한다. 부정적으로 관여하는 촉진요인의 예를 구체적으로 제시하면 제한된 시설이나 부적절한 인력 및 자원, 수입의 부족 등이 이에 속한다.

강화요인(reinforcing factor)은 행위가 계속되거나 반복되도록 보상을 제공하는 행위와 관련된 요인으로 다른 사람으로부터 받는 영향의 정도와 관계된다. 이는 행위변화를 격려하기도 하고 방해하기도 하는데 행동의 반복이나 지속을 위하여 행위에 따른 보상이나 장려책, 벌칙 등과 같은 인센티브를 제공하는 것이다. 예를 들어 친구들의 유혹으로 흡연을 하게 된다거나 가족의 간곡한 부탁으로 금연을 하게 되는 것 등이 예가 될 수 있다.

어떤 단순한 행위라도 한 가지 원인으로 인해 나타나는 행위는 거의 없으며 이 세 가지 요인이 복합적으로 영향을 미쳐서 행위가 시도, 유지된다. 따라서 목표한 건강행동이나 환경에 변화를 가져오는 성향, 촉진, 강화요인을 선택하여 사업에 포함시키기 위해서는 먼저 목표 행동과 관련된 요인들을 구체적으로 나열하여 규명, 분류한다. 그 다음 목표 행동에 영향을 미치는 요인들을 모두 사업에서 포함할 수는 없으므로 중요성, 이용가능성, 유효성 등을 고려하여 우선순위를 정한다. 즉 그 행동이나 환경을 변화시키는데 꼭 필요한지, 얼마나 중요한지 등을 판단하여 포함시킨다. 예를 지역주민의 암 조기검진을 향상시키는 것이 목표일 때, 여러 가지를 고려하여 많은 성향요인들 중에서

나이, 성별, 교육, 직업의 인구학적 특성과 암 조기검진의 중요성에 대한 인식을 포함하고, 촉진요인들 중에서 검진비용과 검진 가능한 병원의 접근성만을 포함하며, 강화요인들 중에서 직장의 지원과 가족의 지지만을 포함하는 것 등이 예가 될 수 있겠다.

행동에 영향을 미치는 이 세 가지 요인을 활성화시키는 방법으로는 목표대상 집단과의 직접적인 의사소통을 통해 성향요인을 강하게 하고, 부모, 선생님, 친구 및 다른 사람들을 통한 간접적인 의사소통을 통해 강화요인을 강하게 하며, 지역사회 조직화 및 시설확충, 정치적 중재 및 훈련을 통해 촉진요인을 강하게 할 수 있다.

(5) 단계 5 : 행정 및 정책 사정

이 단계는 PRECEDE에서 PROCEED로 넘어가는 단계이다. 이전의 사정단계에서 규명된 계획이 건강증진사업으로 전환되기 위해서는 행정 또는 정책 사정이 반드시 필요하다. 행정, 정책 사정은 건강증진사업을 촉진하거나 방해하는 자원, 정책 및 조직의 환경을 분석하는 것을 말한다. 정책은 조직과 행정 활동을 안내하는 일련의 목표와 규칙을 말하며 규제는 정책을 수행하거나 강화하는 활동을 말한다.

행정사정에는 이전 단계에서 제안된 교육방법과 전략을 포함한 계획에 필요한 자원을 사정하는 단계로 목표달성을 위한 인력 및 예산, 시간배정 등을 포함한다. 시간은 가장 중요하고 우선적인 자원으로 사업을 진행하기 위한 시간배정이 용이하지 않다면 그 사업은 성공하기가 어렵다. 또한 사업수행에 참여하여 도움을 줄 수 있는 인력이 가장 중요한 예산 항목이 되는데 참여인력에 따라 사업의 규모나 범위가 결정된다. 예를 들어 목표로 하는 사업수행을 위해 계획된 전략을 수행하는데 필요한 기술을 가진 사람이 있는지 또는 없다면 어떻게 지원받을 수 있는지, 전문가를 초빙하기 위한 예산은 있는지 등에 대한 검토가 사업수행 이전에 고려되어야 한다. 그 외에 필요한 물품 및 장비를 비롯한 제 경비에 소요되는 예산이 확보될 수 있는지를 사업을 수행하기에 앞서 사정하여야 한다.

필요한 자원들이 사정되면 그 중 이용가능한 자원이 무엇인지 확인하여 비용절감을 위해 이미 조사된 결과나 개발된 자료를 활용한다. 즉 필요한 자원이 모두 이용 가능한 것은 아니므로 최대한 필요한 자원을 확보하기 위해 다양한 전략을 활용한다. 또한 사업수행을 방해하는 장애는 없는지를 고려하여야 하는데 사업수행을 반대하는 사람들을 상대로 필요성을 강조하여 동참시키거나 시설이나 시간적인 장애가 있다면 재배정을 통해 사업 수행이 원활하도록 사전에 조정한다.

정책사정은 계획이 수행되기 전에 기존의 정책, 규제, 조직을 사정하여 수행하고자 하는 사업이 이러한 정책에 적합한지 검토한다. 계획하고 있는 사업이 현 정책과 일관된 것이 사업의 성공을 위해서 바람직하므로 정책과 일관되지 않는 사업계획을 수정하거나 계획이 현 정책과 일관되지 않지만 그 계획이 그 집단의 건강이나 삶의 질을 위해 수행될 필요가 있다는 확고하고 타당한 이유가 있다면 그 이유를 찾아 정책을 변화시키기 위해 설득하거나 사업수행을 위해 기존의 정책을 예외로 적용하는 것을 요청할 합리적인 근거를 찾도록 한다.

(6) 단계 6 : 수행

5단계까지의 사정을 통해 성공적인 사업의 목표달성을 위해 구체적이고 적절한 계획을 실제로 수행하는 단계로 PROCEED가 시작되는 단계이다. 이 단계에서는 교육과(또는) 다른 자원과 같은 중재를 위한 방법과 전략이 선택되어 사업이 시작된다.

(7) 단계 7, 8, 9 : 과정평가, 영향평가, 결과평가

PRECEDE에서는 가장 폭넓은 사정에 해당하는 사회적 사정부터 시작하여 오른쪽에서 왼쪽으로 사업을 보다 구체적으로 계획하는 방향으로 진행해 나갔다. PROCEED에서는 같은 논리지만 모형에서는 사업의 수행 후 과정, 영향, 결과평가의 세 가지 기준으로 왼쪽에서 오른쪽으로 평가가 진행되도록 구성되어 있다. 건강증진사업은 과정, 영향, 결과평가 중에서 1가지 이상에 대해 평가한다. 영향평가는 사업수행 중에 그 효과를 즉시 볼 수 있는 경우에 시행하며 결과평가는 궁극적으로 얻고자 하는 사업의 효과를 의미한다.

과정평가는 사업수행 중에 어떤 문제점이 발견되었을 때 그 문제가 더 심각해지기 전에 수행계획을 수정할 수 있다. 사업수행이 정책이나 기준에서 벗어났는지, 이론적 근거나 프로토콜에 적합한지 또는 벗어났는지 등을 평가하는데 질적 평가, 동료 간 평가, 감독 등 다양한 방법으로 평가할 수 있도록 계획한다.

영향평가는 목표행동의 성향요인, 촉진요인, 강화요인, 그리고 행위에 영향을 미치는 환경요인에 대한 즉각적인 효과를 확인하는 것이다. 지식이나 태도의 향상과 같은 즉각적인 효과를 측정함으로써 사업의 단기목표에 도달하였는지, 건강행위가 증가되었는지 등을 확인한다.

결과평가는 평가의 관심을 건강의 최종 산물에 두고 평가하는 것이다. 계획과정의 첫 단계에서 수립된 삶의 질을 확인하기 위한 목표지표에 어느 정도 달성하였는지를 평가하는 것인데 건강에 대한 긍정적인 지표측정이 어렵다면 사망률이나 유병률과 같은 부정적인 지표의 감소를 통해 건강수준을 산출할 수 있다. 사업의 결과평가는 이를 통해 사업의 장기적인 목표 즉 사업의 궁극적인 목표달성을 평가하도록 계획한다.

실제 실무에서 PRECEDE와 PROCEED는 계속적으로 순환하면서 기능한다. PRECEDE에서 수집된 정보는 PROCEED 단계의 수행에서 사업의 목표와 목적 개발을 가이드 한다. 이와 같은 정보가 PROCEED의 평가단계에서 그 사업의 성공을 측정하는 기준이 되기도 한다. 바꿔 말하면 PROCEED의 수행과 평가단계에서 수집된 자료는 건강 또는 삶의 질에 대한 결과, 그것에 영향을 미치는 행동과 환경, 기대하는 행동적 환경적 변화로 유도하는 요인들 간의 PROCEDE에서 검증된 관계를 명확하게 한다. 이들 자료는 또한 사업을 어떻게 목표에 좀 더 가깝게 달성할 수 있도록 수정할지에 대한 방향을 제시하기도 한다.

PRECEDE-PROCEED 모델의 구성요소들은 공중보건사업의 더 체계적이고 더 포괄적인 계획을 유도하고 촉진한다. 연구자나 실무자들은 때때로 어떤 특정 집단의 특정 건강이나 삶의 질 문제를 그 사람들이 그 문제를 실제로 중요한 것으로 여기고 있는지 아닌지에 대해 알지 못하고 다루려고 시도한다. 또한 어떤 특정 인구집단을 위해 가장 적절한 중재를 찾기보다 실무자나 연구자들이 가장 편한 중재를 선택하려 한다. 그러나 어떤 한 집단에게는 유익한 것이 또 다른 집단에게는 아주 다르게 작용할 수 있다. PRECEDE-PROCEED 모델은 어떤 집단의 가장 중요한 건강 또는 삶의 질 문제를 확인하는 과정에서 그 집단 스스로의 관심을 포함하는 것부터 시작한다. 그런 다음 그 모델은 그 문제에 어떤 원인이 작용하는지, 즉 무엇이 그 문제에 선행하고 있는지를 확인하기 위해 가이드 한다. 이러한 방법으로 제공되는 중재는 추측에 의해서가 아니라 어떤 요인들이 그 집단에서 건강과 삶의 질 문제에 영향을 미치는지에 대해 분명하게 이해함으로써 계획될 수 있다.

마찬가지로 PRECEDE 내에서의 단계에서 단계로 진행됨에 따라 실무자들로 하여금 각각의 이어지는 단계에서 그 초점을 좁혀나갈 수 있도록 각 단계에서 우선할 것을 확고히 하게끔 하여 결과적으로 중재를 위해 목표로 하는 요인들의 하부구조(subset)를 구체적으로 꼼꼼하게 정의하도록 한다. 모든 건강과 삶의 질 문제에 영향을 미치는 행동, 생활양식, 환경의 모든 것에 대해 소인이 되고 가능하게 하며 강화하는 요인들을 다룰 수 있도록 허용하는 단 하나의 사업은 없기 때문에 이러한 과정이 필수적이다. 공중보건 영

HEALTH PROMOTION

제 5 장

건강증진 프로그램의 실제

본 장에서는 앞서 학습한 건강증진프로그램 개발 방법을 토대로 프로그램을 실제로 적용한 몇 가지 예를 제시함으로써 추후 건강증진프로그램을 개발하는데 도움을 제공하고자 한다. 여기서 소개하는 건강증진프로그램의 적용 예가 반드시 성공적인 프로그램의 예라고 단정할 수는 없으며 단지 선행 프로그램들의 적용 경험이 앞으로 건강증진프로그램을 계획하여 적용하고자 하는 보건의료인에게 참고자료가 될 수 있을 것으로 생각한다.

18. 운동 프로그램

◈ 병원에서의 프로그램 적용 예 :
PACE 프로토콜을 이용한 만성질환자의 운동증진프로그램
(Shin, Yun, Jang, & Lim, 2006)

1) 프로그램의 필요성

최근 의학의 발달과 현대 사회의 급속한 변화는 건강과 질병양상에도 영향을 미쳐서 급성 질병은 점차 감소되어 가는 반면 노인질환과 만성질환의 증가가 두드러지고 있다. 현대의학으로 증상의 조절은 가능하나 완치되기는 어려운 만성질환자들은 현대의학이 흡족하게 만족시켜 주지 못하는 부분에 대해 스스로 자신의 질병을 관리하기 위한 노력이 요구되고 있다. 만성질환의 관리를 위한 노력은 개인이나 집단의 생활양식과 관련된

하고, 개발된 멘토링 프로그램의 효과를 검증하는 것이다. 이를 위한 구체적인 목적은 다음과 같다.

(1) 청소년의 운동과 식습관 향상을 위한 멘토링 프로그램을 개발한다.

(2) 개발된 멘토링 프로그램이 청소년의 운동증진에 미치는 효과를 검증한다.

(3) 개발된 멘토링 프로그램이 청소년의 식습관에 미치는 효과를 검증한다.

3) 프로그램 적용 및 평가

(1) 프로그램 참여대상

참여대상은 2개 중학교에 재학 중인 여중생 중 중재집단 64명, 통제집단 89명이었다. 학교장의 허락과 보건교사가 멘토링 관리자로서 참여할 것을 동의한 2개 중학교가 대상 학교였으며, 프로그램에 참여한 중재집단은 보건교사가 멘토링 관리자로 참여하여야 하므로 각 학교 클럽활동 중 보건교사가 담당하는 RCY 클럽 학생 64명을 대상으로 하였다. 프로그램 제공의 효과를 비교하기 위한 통제집단은 중재집단과 동일한 조건에서 클럽활동이 운영되고 있는 같은 학교 클럽활동 중 학년분포가 비슷하고 담당교사가 동의한 클럽으로 선정하였다.

(2) 프로그램 내용 구성

① 프로그램의 개발단계

프로그램의 내용을 구성하기 위해 사전에 여중생을 대상으로 식생활습관 설문조사를 실시한 결과, 조사 대상 186명 중 117명인 63%가 야채 편식을 하는 것으로 나타나 학생들의 식습관 중 야채 편식이 심각함을 발견하였다. 이 결과를 토대로 식습관 향상을 위한 프로그램의 내용 중 야채 편식 습관을 개선하는 것을 중점적으로 다루기로 결정하였다. 또한 여중생의 체력증진을 위해서 요즈음 청소년의 일과에서 시간을 따로 내어서 운동을 하기가 현실적으로 쉽지 않으므로 청소년이 운동의 유익성을 자각하고 틈틈이 신체활동에 시간을 할애하여 1주 운동 빈도 및 시간을 늘리는 습관을 갖도록 하는 것을 운동증진프로그램의 주된 목적으로 하였다.

교육효과를 극대화하기 위해서는 일회성 교육보다는 지속적인 교육프로그램이 효과적이므로 프로그램의 기간을 한 학기로 하되 집단 멘토링은 대상 학교의 여건에 맞추어 클럽활동 시간을 활용하여 2-4주에 한번 정도로 3회 실시하였다. 수업방식은 단순히 강의만으로 이루어진 것이 아니라 학생들의 흥미를 유발하고 참여도를 높이기 위해 다양한 시청각 자료를 활용하고 조별 토론 및 발표, 체육활동, 게임, 조리실습 등을 사용하기로 계획하고 준비하였다. 그리고 청소년이 인터넷 사용으로 많은 시간을 보내고 있음을 감안하여 멘토링을 위한 하나의 수단으로 인터넷 클럽을 만들어 교육을 실시하고 멘토-멘티의 관계를 친밀하게 유지하였다. 또한 개별 멘토링을 위해 첫 번째 만남에서 프로그램의 목표를 상호간에 인식하게 한 후, 멘토-멘티를 정하고 프로그램의 구성 중 집단교육은 일정한 시간에 함께 참여하지만 개별적인 멘토링은 면대면, 인터넷과 휴대폰 활용을 통해 멘티인 여중생과 멘토인 간호대학생의 각 멘토-멘티들의 상황에 따라 다양하고 융통성 있게 적용할 수 있도록 준비하였다.

멘토링에서는 멘토의 역할이 가장 중요하므로 멘토로 참여한 간호대학생들의 훈련이 필수적이었다. 본 프로그램의 멘토는 건강증진 과목(2학점) 수강을 통해 건강증진에 대한 개요, 건강행동의 종류, 건강증진 관련이론, 건강행동별로 건강증진프로그램을 계획, 수립하는 방법과 수행하고 평가하는 방법을 학습하였다. 또한 건강증진 과목 및 보건교육 관련과목을 통해 건강교육의 접근방법, 건강교육자의 역할, 건강교육의 내용과 활동을 구성하는 방법, 교육전략시의 기본원칙과 효과적인 교육전략을 선택하여 활용하는 방법 등에 대해서도 학습하였다. 멘토로 참여한 17명의 간호대학생 중 4명의 3학년 학생들이 책임 멘토 역할을 담당하였는데 이들은 실제로 건강증진프로그램을 계획하여 수행한 후 평가하는 프로그램 적용을 해 본 경험이 있어서 본 프로그램의 개발 및 적용의 전 과정에 주축이 되어 참여하였다. 멘토들은 운동과 영양 프로그램으로 각각 나누어 프로그램을 준비하였고, 프로그램 적용 전 후 함께 모여 수차례의 토의를 통해 프로그램을 계획한 후 총책임을 맡은 슈퍼바이저 교수의 점검과 사전 리허설을 통해 상호간의 의견교환과 피드백을 매번 주고받으면서 프로그램 내용에 대한 정확한 지식습득, 멘토들간의 일관성 유지, 집단교육 프로그램의 시간배정 등을 수정 보완하며, 멘티들의 반응에 대처할 수 있도록 준비하였다.

② 프로그램 적용

멘토링 프로그램 중 집단 멘토링은 한 학기 중의 교과과정 시간에 포함되는 클럽활동 시간에 2-4주 간격으로 3회 식습관 개선프로그램 45-50분, 운동증진프로그램 45-50분으로 총 100분간 실시하였다. 집단 멘토링에서 다양한 전략을 사용하는 것이 프로그램 성공에 효과적이므로 그룹 활동 및 토론, 게임, 퀴즈, 슬라이드나 사진 등의 시청각 자료, 광고 만들기, 요리실습, 미니체육대회 등 다양한 전략을 포함하여 식습관을 개선하고 운동 빈도 및 시간을 늘리도록 교육하였다. 개별 멘토링은 첫 집단 멘토링 시간에 전체 학생을 대상으로 멘티 3-4명 당 멘토 1명이 한 조가 되도록 멘토-멘티 관계를 결성하였고, 각 멘티에 따라 일대일 개별만남을 일주일에 한 두 번씩 문자, 인터넷 사이월드 클럽, 그리고 면대면으로 가지면서 프로그램이 종료될 때까지 한 학기동안 친숙한 관계를 유지하였다. 개별 멘토링을 통해 멘토는 멘티에게 식습관 개

[표 19-1] 운동과 식습관 향상을 위한 멘토링 프로그램

멘토링 형태	멘토링 기간	멘토링 빈도	멘토링 방법	멘토링 내용
개별 멘토링	한 학기	1-2회/1주	• 인터넷 사이월드와 핸드폰을 통한 의사소통 • 면대면 만남과 활동(예 : 식사와 운동 등)	• 좋은 식습관과 운동에 대한 정보제공과 나눔 • 식사와 볼링 등의 운동을 함께 함
집단 멘토링	한 학기	3회 100분/회	• 멘토와 멘티가 함께 그룹 활동 및 토론 • 슬라이드나 사진 등의 시청각 자료를 이용한 멘토의 교육 • 게임과 퀴즈, 미니 체육대회, 요리실습 등에 멘티의 참여와 발표	**첫 번째 세션** • 프로그램 소개와 효과 측정변수의 사전 측정 • 웰빙 : 잘 먹고 잘 사는 법 – 청소년에게 필요한 음식 – 식품 구성탑 – 건강한 역할모델에 대한 발표 • 운동은 나의 생활 – 운동의 유익과 필요성에 대한 교육 – 운동계획표 및 체크리스트 작성 **두 번째 세션** • OX 퀴즈와 빙고게임 – 좋은 식습관이란? – 전 시간 내용 복습 • 미니 체육대회 **세 번째 세션** • 야채 주먹밥 조리실습 • 운동의 유익을 표현하는 운동광고 만들기 • 프로그램 평가 및 효과 측정변수의 사후 측정

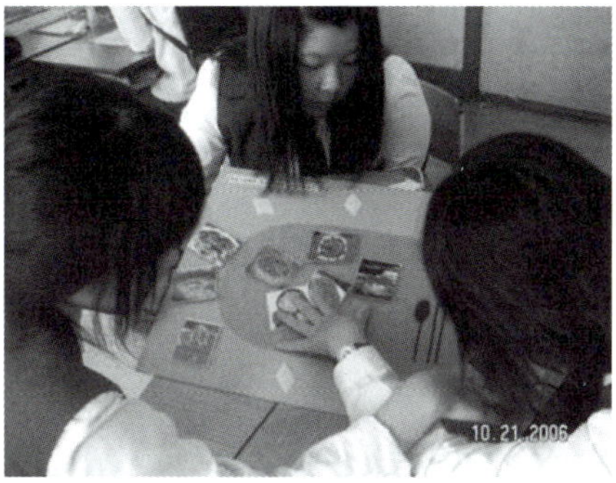

건강식단 차리기

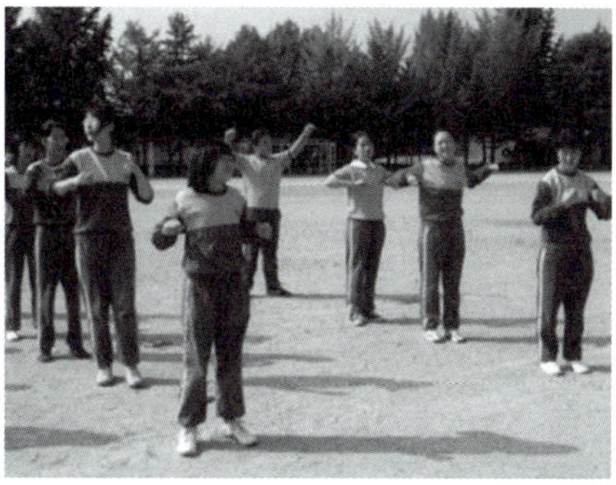

미니 체육대회

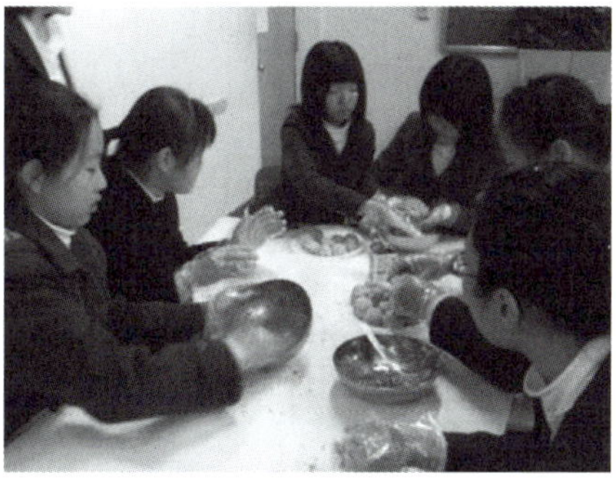

야채주먹밥 조리실습

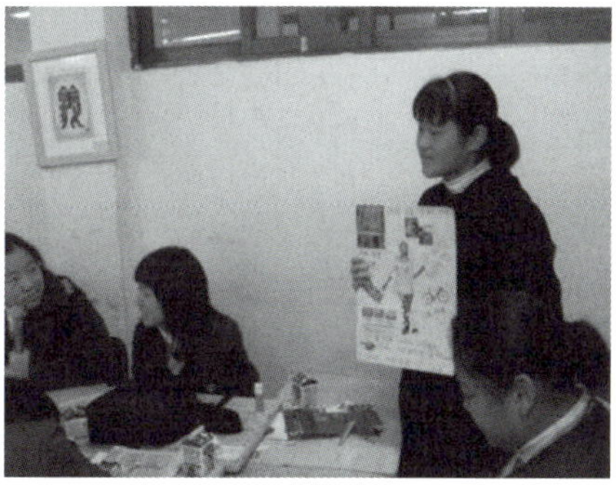

운동광고 만들기

[그림 19-1] 프로그램 적용 모습

선과 운동증진을 위한 정보를 전달할 뿐만 아니라 하루에 얼마나 운동하고 하루 식사는 어떻게 하고 있는지 등을 나누면서 서로 친숙한 관계를 유지해 나갔다. 개발된 멘토링 프로그램을 요약하면 [표 19-1]과 같고 프로그램 적용모습은 [그림 19-1]과 같다.

③ 효과 측정

개발된 운동과 식습관 개선을 위한 멘토링 프로그램이 청소년의 1주 운동 빈도와 총 운동시간, 운동유익성에 대한 지각 및 야채 섭취빈도와 식습관 개선에 미치는 효과를 확인하기 위해 다음의 도구를 사용하여 검증하였다.

㉠ **1주 운동 빈도와 총 운동시간**

1주 운동 빈도와 총 운동시간은 등하교시에 걸어서 다닌 것도 포함하여 1주일에 운동을 몇 번 하는지에 대한 질문을 통해 1주 운동 빈도를 확인하였고, 지난 일주일간 운동을 한 요일에 운동을 한 시간을 기록하게 한 후 그 합을 구하여 총 운동시간을 확인하였다.

㉡ **운동유익성**

운동유익성은 Kim, Cardinal과 Lee(2006)가 검증한 운동행동의 변화를 유발하는 이득요인 5문항으로 측정하였다. 각 문항에 대한 반응 정도는 "전혀 그렇지 않다"(1점)에서부터 "매우 그렇다"(5점)까지 5점 Likert 척도로 구성되어 있으며, 점수가 높을수록 운동유익성에 대한 인지정도가 높은 것을 의미한다.

㉢ **야채 섭취빈도**

야채 섭취빈도는 당근, 시금치 등의 야채를 1주간 섭취한 빈도를 "거의 안 먹음"(1점)에서 "매 끼니마다"(5점)까지 5점 Likert 척도로 측정하였다.

㉣ **식습관**

식습관은 백정자와 최성숙(2003)이 개발한 총 25문항으로 구성된 식습관 설문지를 사용하여 측정하였다. 각 문항은 "전혀 그렇지 않다"(1점)에서 "항상 그렇다"(4점)까지 4점 Likert 척도로 구성되어 있으며, 부정적인 문항은 역계산하여 점수가 높을수록 바람직한 식습관을 가지고 있음을 의미한다.

(3) 프로그램 적용 효과

청소년의 운동습관과 식습관을 향상시키기 위해 적용한 멘토링 프로그램은 프로그램 적용 후 운동유익성이 중재집단과 통제집단 간에 유의한 차이를 보였고 1주 운동 빈도, 총 운동시간, 야채 섭취빈도, 식습관은 프로그램 적용 후 집단 간에 통계적으로 유의한 차이를 입증하지는 못하였지만 평균이 증가하였으며, 중재집단의 1주 운동 빈도와 야채 섭취빈도가 프로그램 적용 전보다 후에 유의하게 향상되었음을 확인할 수 있었다.

4) 프로그램의 강점과 약점

(1) 강점

첫째, 대상자인 청소년과의 연령 차이가 적은 대학생이 비슷한 눈높이에서 프로그램을 계획하였으므로 대상자가 더 많은 흥미를 갖고 프로그램에 참여할 수 있었다.

둘째, 중학교의 보건교사 혼자서 다양한 프로그램을 계획하여 적용하는 것에는 한계가 있기 마련이므로 이처럼 같은 지역사회에 있는 대학이 상호 협력하여 프로그램을 제공하는 것이 효과적임을 확인할 수 있었다.

셋째, 미래의 보건의료인으로 종사할 간호대학생이 멘토로 참여함으로써 멘티로 참여한 중학생이 갖는 유익 못지않은 긍정적인 효과를 얻을 수 있었다.

(2) 약점

첫째, 집단 멘토링의 매 차시마다 다른 내용과 방법으로 다양하게 접근하고자 노력하였고 개별 멘토링을 통해 여가활동, 개별적인 대화, 인터넷이나 휴대폰 등을 사용하여 다각적으로 접근하고자 하였으나 청소년이 재학 중인 학교의 교무일정에 따라 한 학기로 하였기에 프로그램 제공기간이 짧았다.

둘째, 학생들이 싫어하는 야채를 이용하여 만들 수 있는 음식에 대한 조리법을 담은 유인물을 만들어 냉장고에 부착할 수 있도록 코팅하여 나누어 주고 가정통신문을 제공하여 보호자에게 간접 교육을 실시하였으나 보호자가 직접 참여하지 않았다.

셋째, 해당학교의 보건교사가 멘토링 관리자로 참여하기 위해 보건교사가 담당하는 클럽을 대상자로 선정하다보니 운동과 식습관에 심각한 문제가 있는 학생들을 위한 프로그램은 아니었다. 그러므로 실제 운동 및 식습관에 문제가 있는 학생들만을 대상으로 하였다면 좀 더 집중된 프로그램이 가능하였을 것이고 그에 따라 효과도 더 분명하게 나타날 수 있었을 것이다.

참고문헌

김영호(2002). 청소년 운동행동의 변화단계, 의사결정균형, 자기효능감 : 단계적 변화론 모형의 적용. 한국스포츠심리학회지, 13(3), 1-19.

백정자, 최성숙(2003). 현대인의 식생활 강의를 수강한 학생들의 식습관 변화. 학생생활연구, 25, 59-74.

신윤희, 안수현, 안주림, 양고운, 오숙경(2007). 청소년의 운동과 식습관 향상을 위한 멘토링 프로그램 개발 및 효과. 대한간호학회지, 37(5), 703-714.

이기봉(2003). 체력운동 수업 방향 탐색을 위한 청소년의 체력발달 경향분석. 한국스포츠교육학회지, 10(1), 141-155.

이소임(2002). 결손 가정 청소년의 멘토링 프로그램 초기 관계 경험에 관한 질적 연구. 전북대학교 대학원 석사학위논문.

조민정(2000). 중학생의 성별 · 체중 군별 식생활행동 및 식품인식도 비교. 중앙대학교 교육대학원. 석사학위논문

Kelly, P. J., Lesser, J., & Smoots, A.(2005). Tailoring STI & HIV prevention programs for teens. *The American journal of Maternal Child Nursing*, *30*, 237-242.

Kim, Y. H., Cardinal, B. J., & Lee, J. Y.(2006). Understanding exercise behavior among Korean adults: a test of the transtheoretical model. *Int J Behav Med*, *13*(4), 295-303.

Zimmer-Gembeck, M. J., Siebenbruner, J., & Collins, W. A.(2004). A prospective study of intraindividual and peer influences on adolescents' heterosexual romantic and sexual behavior. *Archives of Sexual Behavior*, *33*, 381-394.

20. 성교육 프로그램

◈ 대학교에서의 프로그램 적용 예 :
건강 신념 모델에 근거한 대학생의 성교육 프로그램
(신윤희 등, 2005)

1) 프로그램의 필요성

에릭슨은 청년기(16-25세)를 이성을 사귀고 결혼을 하는 시기이며, 졸업을 하고 직업을 갖게 되어 성적으로나 사회적으로 다른 사람에게 친근감을 갖게 되는 시기라고 정의하고 있다. 청년기 중에서도 특히 대학생은 법적, 생물학적, 사회적으로 성인으로 간주되지만 대학입시를 위하여 모든 욕구가 억압되어 사춘기를 제대로 경험하지 못한 미숙한 사춘기적 청년계층이다. 이들 대학생은 대학에 들어옴과 동시에 부모와 사회로부터 무제한의 자유가 부여되었으나 스스로 자유를 누릴 수 있는 자율성이 획득되지 않은 상태에서 이성교제를 하게 되므로 자신의 욕구와 이성적 통제간의 균형을 이루지 못하여 수많은 성문제를 경험하고 있다(고연숙, 2001). 특히 최근 성의 개방화 추세는 사회에서 어느 정도 성인으로 인정받는 대학생의 성태도 및 성행동에도 급격한 변화를 가져왔으며 이로 인해 성범죄, 성병, 혼전임신으로 인한 유산이나 미혼모 문제 등을 유발하고 있다.

1998년 전국 10개 대학 대학생을 대상으로 조사한 연구에서 1763명 중 남자대학생의 54.5%(492명), 여대생은 18.4%(158명)가 각각 혼전 성관계를 경험하는 것으로 나타났고, 우리나라 미혼 여대생의 성교 경험률은 4.3%, 혼전 임신 경험률은 1.3%이었으며, 성경험이 있는 여성 중의 33%가 임신을 경험한 것으로 나타났다. 여대생 중 약 20%만이 성행위시 콘돔을 이용한다고 답하였으며, 그 외 질외사정법, 월경주기법, 인공유산 등으로 부적절하게 성적 노출에 대처하는 것으로 나타났다(서정식 & 이홍균, 1999). 또한 2001년 일 대학교 대학생 474명을 대상으로 성에 대한 인식을 조사한 결과, 혼전순결을 반드시 지켜야 한다고 응답한 학생은 남학생(22.3%), 여학생(32.7%)이었으며, 성교경험이 있다고 응답한 학생은 남학생(45.9%), 여학생(5.8%)로 나타났다(권계형, 2003). 여대생이 성교를 하는 이유는 36.8%가 성관계를 거절할 수 없어서 성교를 했다는 응답을 보였는데 이는 대학생들이 성관계에서 자율적이기보다는 타율적으로 행동하는 것이 상당수를 차지하고 있음을 보여주는 일예이다(이숙희, 2001).

성은 삶에 있어 필수불가결하며 반드시 충족되어야 할 인간의 기본욕구이다. 성욕구가 왕성할 뿐만 아니라 성에 다방면으로 노출되어 있는 청년기, 특히 대학생은 안전하고 올바른 성 인식과 행동이 따라야 위험한 성행위로 인한 성병이나 낙태 등의 성 관련 문제들을 예방하고 건강한 성생활을 유지해 나갈 수 있다. 이를 위해서는 성에 관한 올바른 지식과 가치관을 습득하고 정립하며 더불어 자신을 중요하게 여기고 지킬 수 있는 성적 자율성이 기본적으로 갖추어져야 한다. 따라서 본 프로그램에서는 성적으로 가장 왕성한 시기에 있는 대학생으로 하여금 건강하지 못한 성행위로 인한 문제를 인식시키고 올바른 성관련 지식과 성적 자율성을 함양하여 성관련 문제에 노출될 위험을 예방하고, 올바른 성생활을 유지할 수 있도록 도와주기 위해 이 건강신념모델의 틀 내에서 체계적인 성교육 프로그램을 고안, 적용하였다.

2) 프로그램의 목적

대학생으로 하여금 올바른 성의식을 갖고 바람직한 성적 건강을 유지하도록 돕기 위해 건강신념모델의 틀 내에서 성교육 프로그램을 고안 · 적용하였다. 이를 위하여 다음과 같은 구체적인 목적을 갖는다.

(1) 건강신념모델에 근거하여 대학생에게 알맞은 성교육 프로그램을 개발한다.

(2) 개발된 성교육 프로그램이 대학생의 성병관련 지식에 미치는 효과를 검증한다.

(3) 개발된 성교육 프로그램이 대학생의 성적 자율성에 미치는 효과를 검증한다.

3) 프로그램 적용 및 평가

(1) 프로그램 참여대상

교육프로그램에 참여한 중재집단을 모집하기 위해 프로그램의 목적과 매회 프로그램의 제목, 시간, 장소 등을 포함한 포스터와 엽서를 제작한 후, 1개 대학교 학생회관과 기숙사를 비롯한 대학교 내 각 건물에 포스터를 부착하고, 프로그램 제공자들이 교내에서 엽서를 나누어 주면서 프로그램을 홍보하였다. 그 후 프로그램 제공자의 메일과 핸드폰으로 참여를 원하는 학생들의 자발적인 신청을 받아서 대상자를 모집하였다. 프로그램 시작 시 중재집단에 참여한 대상자 26명 중 프로그램에 3회(75%) 이상 참여한 대상자만 포함하여 최종적으로 18명의 자료가 검증분석에 포함되었다. 효과를 비교하기 위한 통제집단은 대상자는 학년과 성별, 학과 등이 골고루 포함되어 있으면서 중재집단의 프로그램 중재 기간과 유사한 겨울 계절 학기, 1개 수업을 이용하여 수업 시작 날과 마지막 날에 설문조사를 실시하였다.

(2) 프로그램 내용 구성

① 사전 준비

대학생을 대상으로 효과적인 성교육 프로그램을 개발하기 위한 첫 단계로 강원도 지역 내 일 대학에 재학 중인 남자 대학생을 대상으로 성경험의 유무 및 그 현황과 에이즈에 관한 설문지를 통해서 남자 대학생의 성생활과 지식정도를 알아보는 기회를 가졌는데 이를 통해 대학생의 성생활에 많은 문제가 있음을 확인하였고 올바른 성문화 정착을 위한 프로그램의 필요성을 절실히 인식하게 되었다.

선행연구 결과들을 토대로 프로그램 제공을 4주 동안, 일주일에 한번, 동일시간에 90분간 시행하기로 결정하였다. 또한 권관우 등(2000)의 연구결과, 성과 에이즈 예방교육에 있어서 그 효과는 〈슬라이드 교육〉, 〈육성교육〉, 〈영상교육〉의 순으로 나타났으므로 본 프로그램의 시행 시 주된 교육방법으로 슬라이드 교육을 시행하기로 하고 그 외에도 육성교육과 영상교육을 융통성 있게 통합하였다. 또한 교육효과를 지속시키기 위해 전체 교육내용을 유인물로 제작하여 교육 전에 배부하고, OX퀴즈, 모형을 사용한 실습 및 토론 등의 다양한 방법을 통해 교육의 효과를 증진시키고자 준비하였다.

② 프로그램 제공

총 4주간의 프로그램은 건강신념모델을 바탕으로 「성(sex, gender, sexuality)은 우리 모두의 관심사!」, 「위험한 성」, 「안전한 성」, 그리고 「너와 나를 지키는 올바른 성!」이라는 주제로 성병과 에이즈에 대한 취약성과 심각성을 각인시키고, 안전한 성생활을 통해 성적 자율성을 신장함과 동시에 성병의 위협이나 취약성을 감소시키기 위한 전략의 효과에 대한 개인적 신념을 높이고자 하였다(그림 20-1, 20-2). 대상자가 대학생임을 고려하여 중재내용 및 방법을 선택하였으며, 대상자가 제공받기를 원하는 교육내용이 무엇인지 프로그램 시작 시에 확인하여 이를 교육에 포함시켰다. 또한 올

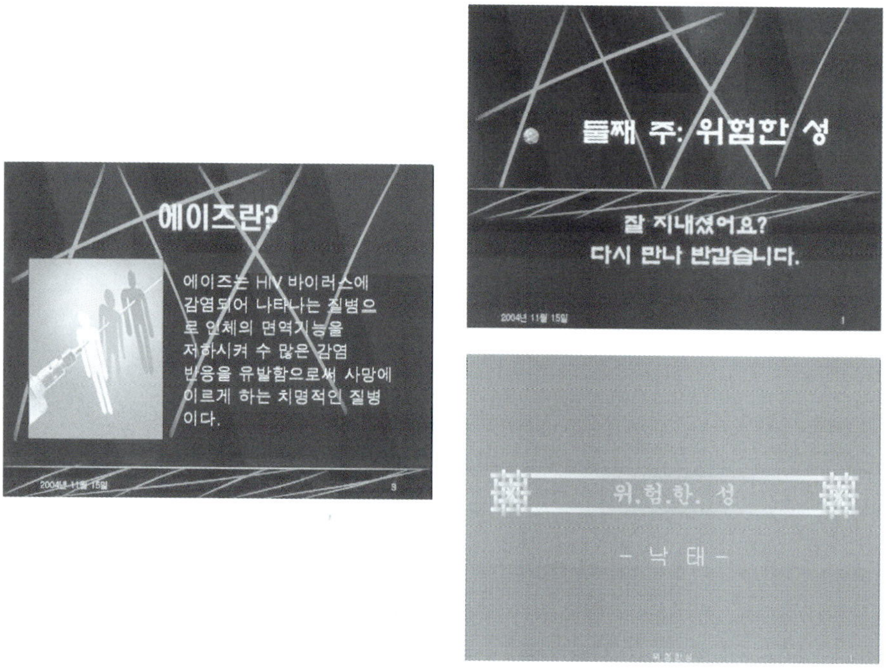

[그림 20-1] 프로그램 적용 : 2차 시 교육

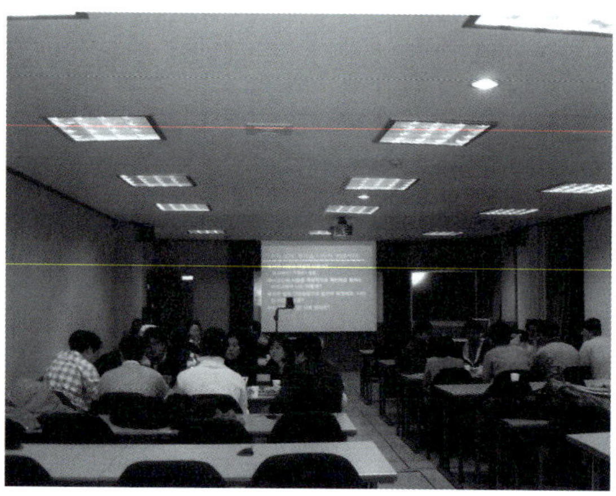

[그림 20-2] 프로그램 적용 : 4차 시 그룹토의

바른 성을 위한 활동의 단서로 프로그램을 시행하는 4주 동안 다음번 교육 일을 상기시켜주기 위해 연구자들이 보내는 문자 메시지와 엽서, 동료집단인 친구의 참여격려, 토론 등의 내·외적 지지요인을 포함하여 프로그램을 진행하였다. 이와 같이 건강신념모델의 구성요소들을 활용하여 올바른 성을 이행하기 위해 반드시 요구되는 성병관련 지식의 습득과 성적 자율성을 함양하는 것을 연구의 최종적인 목표로 수립하였다. 건강신념모델을 근거로 한 본 프로그램의 전체적인 틀은 [그림 12-2]와 같고 각각의 교육내용과 방법을 요약하면 [표 20-1]과 같다.

[표 20-1] 대학생을 위한 성교육프로그램

세션 주제	교육내용	주 담당자	교육방법
세션 1 "성(Sex, gender, and sexuality)은 우리 모두의 관심"	• 프로그램 소개 • 효과 측정변수의 사전 측정 • 성(sex, gender, and sexuality)에 대한 개관 • 성에 대한 각자의 의견 공유	초청강사	• 슬라이드 • 사진 • Q & A
세션 2 "위험한 성"	• 성병 • 낙태	프로그램 제공자 : 간호대학생	• 슬라이드 • 사진 • 사례제시 • OX 퀴즈
세션 3 "안전한 성"	• 피임법	프로그램 제공자 : 간호학교수	• 비디오 • 슬라이드 • 사례제시 • 시범과 실습
세션 4 "너와 나를 지키는 올바른 성"	• 성 관련 주제로 그룹토의와 발표 • 프로그램 요약 • 효과 측정변수의 사후 측정	프로그램 제공자	• 그룹토의/발표 • 슬라이드

③ 효과 측정

개발된 성교육 프로그램이 대학생의 성병 관련지식과 성적 자율성에 미치는 효과를 확인하기 위해 다음의 도구를 사용하여 검증하였다.

㉠ **성병관련 지식**

성병관련 지식은 장순복(1997)이 사용한 도구를 사용하여 측정하였으며, AIDS에 대한 지식을 측정하는 문항을 포함하여 전반적인 성병관련 지식을 묻는 18문항으로 구성되어 있다. 대상자로 하여금 문항의 진술내용이 맞으면 '예', 틀리면 '아니오'에 표기하도록 하였으며, 옳게 답하였으면 1점, 틀리게 답하였으면 0점으로 처리하여 총 0점에서 18점까지로 점수화하여 점수가 높을수록 성병관련 지식정도가 높은 것을 의미한다.

㉡ **성적 자율성**

성적 자율성은 장순복(2002)이 개발한 Likert 척도로 된 총 15문항의 도구로서 각각의 문항에 대해 대상자가 느끼는 강도에 따라 약한 수준부터 강한 수준으로 1점에서 5점까지 해당되는 수준에 표기한 점수로 점수가 높을수록 성적 자율성이 높은 것을 의미한다.

(3) 프로그램 적용 효과

성교육 프로그램을 제공받은 중재집단은 제공받지 않은 통제집단보다 성병관련 지식과 성적 자율성이 통계적으로 유의하게 향상되었다. 이러한 결과는 대학생을 대상으로 성교육 프로그램을 건강신념모델과 같은 이론의 틀 내에서 다양한 방법을 사용하여 한 사람에 의한 일회적인 교육이 아닌 대상자를 포함한 여러 인력에 의해 협력적이고도 체계적으로 제공할 때 충분히 긍정적인 효과를 얻을 수 있다는 것을 확인하였다.

4) 프로그램의 강점과 약점

이상과 같이 적용하여 그 효과를 검증한 본 성교육프로그램의 강점과 약점을 다음과 같이 분석해 볼 수 있다.

(1) 강점

첫째, 건강신념모델의 틀 아래 성교육 프로그램을 개발하였으므로 이론적 타당성과 체계성이 뒷받침되는 프로그램이었다.

둘째, 프로그램의 사전준비와 실제 적용된 모든 과정에 간호대학생이 프로그램 제공자로 직접 참여함으로써 대학생의 눈높이에서 프로그램이 고안되었으므로 중재의 긍정적인 효과에 도움이 되었을 것으로 생각한다.

(2) 약점

첫째, 본 프로그램에서는 건강신념모델을 토대로 고안된 성교육 프로그램을 제공한 직후의 효과만을 검증하였는데, 프로그램 제공 후 그 효과가 언제까지 지속되는지를 관찰하고 지속적인 효과에 영향을 미치는 변수들을 규명하는 종단적인 시도를 하지 못하였다.

둘째, 프로그램의 효과를 성병관련 지식이나 성적 자율성과 같은 인식적인 측면에 미치는 효과뿐만 아니라 실제 성행위에 미치는 효과도 확인하는 것이 더 중요하리라고 생각한다.

셋째, 현실적인 여건상 일개 대학교에서 희망하는 대학생에게만 홍보하여 선정하였으므로 대상자의 수가 많지를 않았다. 대상자에게 제공되는 중재자체만으로는 문제될 것이 없지만 프로그램 제공의 결과를 제시하기 위한 효과 측정 면에서는 대상자 수가 많지 않음이 제한점으로 작용할 수 있을 것이다.

넷째, 프로그램 중재를 대학생 그룹으로 제공하였고 개별적인 요구에 맞추어 맞춤중재로 제공하지 않았으므로 성과 같은 민감한 문제에 대한 사적인 상담을 비롯한 개인적인 접근은 제한이 있었다.

참고문헌

고연숙(2001). 남녀 대학생의 성태도와 성행동에 관한 연구. 이화여자대학교 교육대학원. 석사학위논문.

권계형(2003). 일부 대학생들의 성에 대한 인식, 태도 및 성경험에 관한 조사연구. 경희대학교 대학원. 석사학위논문.

권관우, 이경무, 김훈수, 김정순, 정경균(2000). 성과 에이즈에 관한 보건교육 방법별 효과 측정. 보건교육 · 건강증진학회지, 17(2). 1-14.

서정식, 이홍균(1999). 미혼 여자대학생의 성에 대한 지식 및 태도에 관한 조사연구. 인제의학, 20(1), 149-161.

신윤희, 전영경, 조성미, 조예령(2005). 건강 신념 모델에 근거한 성교육 프로그램이 대학생의 성병 관련지식과 성적자율성에 미치는 효과. 대한간호학회지, 35(7), 1304-1313.

이숙희(2001). 보호시설 미혼모의 삶에 대한 참여연구. 서울대학교 대학원. 박사학위논문.

장순복(1997). 대학생 성병예방의 심리적 단계. 대한간호학회지, 27(2), 423-432.

장순복(2002). 대학생의 성적 자율성 측정도구 개발. 여성건강간호학회지, 8(1), 106-115.

21. 생활습관개선 프로그램

◈ 사업장에서의 프로그램 적용 예 :
중 · 소규모 사업장 근로자를 위한 생활습관개선 프로그램
(박현주, 2008)

1) 프로그램의 필요성

사회가 발전해가고 공장 가동률이 높아질수록 근로자의 신체적 스트레스와 가족 및 사회적 관계 등의 사회적 스트레스는 더욱 가중되어 뇌심혈관질환 근로자수는 더욱 증가할 것이며, 이들의 연령증가와 일반질병 유소견자의 증가 등은 향후 산업재해로 인한 엄청난 규모의 노동력 상실을 초래하게 될 것이 분명해 보인다(김양호 등, 2005). 그러나 지금까지 발병 사후의 산재보상 문제에만 많은 관심을 기울여 왔을 뿐 직장 차원에서 집단적으로 예방관리활동을 펴보려는 노력은 그리 많지 않았기 때문에 우리나라 사업장의 대부분을 차지하고 있는 100인 이하 중 · 소규모 사업장에서의 뇌심혈관질환 예방정책과 같은 산업안전보건 실태는 매우 취약한 실정이다.

우리나라에서도 산업안전보건법을 개정하여 2004년 10월 15일부터 사업주가 근로자들에게 뇌심혈관질환 발병 위험도 평가를 실시하여 예방, 관리하도록 명시하였으나 사업주의 인식률과 시행률은 낮은 실정이다. 그 이유를 보면 첫째, 뇌심혈관질환 예방관리프로그램은 증가추세에 비하여 소음성난청이나 근골격계질환 예방프로그램보다 늦게 개설되었으며 현재까지 홍보와 법적 규제 및 감독도 미비한 실정이다. 둘째, 소음성난

청이나 근골격계질환 등의 다른 직업병에 비하여 고혈압이나 당뇨병 등의 기초질환은 업무와 상관없는 개별질환으로 인식, 퇴출시키면 그만이라는 일명 '건강노동자 효과(Health worker effect)'와, 셋째, 자신의 작업환경이나 건강보다는 임금문제에 더 많은 관심을 가지고 있는 근로자들의 인식이 중요한 문제점이라고 할 수 있다(김인아, 2004). 이에 노동부와 산업안전공단은 2000년부터 2006년까지 중 · 소규모 사업장에 대한 기초질환인 고혈압, 고지혈증, 당뇨병으로 진단된 유소견자, 요관찰자, 비만근로자 등의 집중관리 대상자를 선정하여 혈압, 당뇨, 콜레스테롤 등의 검사와 금연프로그램의 참여 독려 등 뇌심혈관질환 예방 방문기술지원 활동을 실시하고 있다. 또한 산업안전공단 홈페이지를 통해 뇌심혈관질환 발병위험성 평가프로그램을 마련하여 인터넷을 통해서 근로자 스스로가 발병 위험인자를 진단하고 향후 뇌심혈관질환으로 진전될 가능성을 예측하는 진단프로그램을 보급하고 있다. 그러나 이러한 지원 또한 일회성에 그치고 있는 실정이어서 노동부에서는 2009년 하반기부터 일반건강진단에 뇌심혈관질환의 조기발견을 위한 고밀도 지단백 콜레스테롤(High Density Lipoprotein cholesterol), 중성지방(Triglyceride) 검사 등을 추가로 하는 것을 보건복지가족부화 협의, 추진하고 있다(노동부 산업보건환경팀, 2008).

중 · 소규모 사업장 근로자들의 뇌심혈관질환 예방을 위해서는 기초질환이 발병하기 전의 건강단계에서 관련 지식, 태도 및 행위의 변화를 이끌어내는 생활습관 개선프로그램의 적용이 필수적이다(이강숙 등, 2003). 그러나 사업장에서 뇌심혈관질환 예방이라는 특정한 목표를 효과적으로 달성하기 위해서는 복합적인 생활습관 개선프로그램이 병행되어야 하나(윤장훈, 2003), 현재는 일회성 단일프로그램에 그치는 경우가 대부분이고 이러한 프로그램조차 국내외 대부분이 대기업 위주로 행해지고 있는 실정이다(이강숙 등, 2003).

이에 본 프로그램에서는 중 · 소규모 사업장의 건강한 남성근로자들을 대상으로 흡연, 음주, 운동, 식습관, 스트레스 관리 등 생활습관 개선교육을 실시한 후 이에 따른 뇌심혈관질환 예방관련 지식, 태도 및 행위의 변화를 파악하고자 본 프로그램을 개발, 적용하였다. 이는 열악한 환경 속에서 근무하는 중 · 소규모 사업장 근로자들에게 뇌심혈관질환을 일으키는 좋지 않은 생활습관에 관한 지식을 증대시키고 태도를 긍정적으로 변화시켜 결과적으로 건강한 생활습관 즉, 행동변화를 유도하여 뇌심혈관질환을 예방하고자 하였다. 이는 궁극적으로 산업재해율의 감소와 근로자의 건강 유지증진 및 삶의 질을 향상하는 데 기여할 수 있을 것이다.

음주 4문항, 운동 3문항, 식습관 4문항, 스트레스 3문항의 총 22개 예비문항을 작성한 후 간호학 교수 3인, 예방의학 교수 1인, 산업의학 교수 1인, 내과 교수 1인, 보건관리대행 간호사 2인 등의 전문가 집단에게 내용타당도 검증을 받은 후 5명의 근로자들을 대상으로 예비조사를 거쳐 최종 24문항을 개발하여 측정하였다. 이 도구는 최하 0점에서 최고 24점까지의 점수로 각 문항에 대해 정답은 1점, 오답은 0점을 주어 분석하였으며, 점수가 높을수록 뇌심혈관질환 예방관련 지식수준이 높음을 의미한다.

㉡ **뇌심혈관질환 예방관련 태도**

뇌심혈관질환 예방관련 태도 측정도구는 프로그램 책임자가 뇌심혈관질환 예방과 관련된 문헌고찰을 토대로 뇌심혈관질환 예방관련 태도 2문항, 흡연 2문항, 음주 2문항, 운동 2문항, 식습관 2문항, 스트레스 2문항으로 총 12개의 예비문항을 작성한 후 간호학 교수 3인, 예방의학 교수 1인, 산업의학 교수 1인, 내과 교수 1인, 보건관리대행 간호사 2인 등의 전문가 집단에게 내용타당도 검증을 받은 후 5명의 근로자들을 대상으로 예비조사를 거쳐 최종 12문항을 개발하여 측정하였다. 이 도구는 '전혀 그렇지 않다' 4점에서 '매우 그렇다' 1점까지의 4점 척도로 측정되는 최하 12점에서 최고 48점까지의 점수로, 점수가 높을수록 뇌심혈관질환 예방관련 태도가 긍정적인 경향을 갖고 있음을 의미한다.

㉢ **뇌심혈관질환 예방관련 행위**

뇌심혈관질환 예방관련 행위 측정도구는 건강보험공단에서 제작한 만 40세용 생애전환기 건강진단 생활습관 평가도구 중 흡연 3문항, 음주 3문항, 운동 3문항, 식습관 3문항, 스트레스 3문항을 선택하였다. 흡연과 식습관의 척도는 일치시켰고 스트레스와 뇌심혈관질환 문항은 근로자에게 맞도록 수정한 후 간호학 교수 3인, 예방의학 교수 1인, 산업의학 교수 1인, 보건관리대행 간호사 2인 등의 전문가 집단에게 내용타당도 검증을 받아 5명의 근로자들을 대상으로 예비조사를 거쳐 최종 18문항을 측정에 활용하였다. 이 도구는 1점부터 5점까지로 측정되었으며 최하 18점에서 최고 90점까지의 점수로 점수가 높을수록 뇌심혈관질환 예방관련 행위를 하고 있음을 의미한다.

(3) 프로그램 적용 효과

생활습관개선 교육프로그램을 제공받은 중재집단은 받지 않은 통제집단에 비해 예방관련 지식, 태도, 행위가 통계적으로 유의하게 향상되었다. 또한 예방관련 지식과 태도, 태도와 행위는 상호간에 긍정적인 상관관계가 있었으나 예방관련 지식과 행위는 관계가 없는 것으로 나타났다.

4) 프로그램의 강점과 약점

(1) 강점

첫째, 본 프로그램의 적용을 통해 근로자들의 뇌심혈관질환 예방관련 지식이 증가되었고 태도 및 행위가 긍정적으로 변화되어 생활습관개선 교육프로그램은 반드시 필요한 것임을 입증할 수 있었다.

둘째, 뇌심혈관질환 예방관련 지식, 태도, 행위 간의 관계분석 결과를 통해 행위가 바뀌기 위해서는 지식보다 태도가 더 의미 있다는 것이 드러났으므로 추후 프로그램에서 대상자의 행위를 변화시키려면 먼저 태도를 긍정적으로 변화시키기 위한 노력을 포함해야 함을 확인할 수 있었다.

셋째, 지금까지 대규모 사업장 위주로 행해지던 프로그램을 중 · 소규모 사업장에서 적용한 본 프로그램의 긍정적인 결과가 추후 프로그램을 확대하는 근거를 마련하는데 기여하였다.

(2) 약점

첫째, 예방관련 행위점수가 집단 간에 통계적으로 유의하였으나 그 행위변화가 낮은 수준에서 이루어졌다. 이는 제공된 교육내용이 행위변화를 전적으로 바꾸기 힘들었음을 암시하므로 앞으로 행위변화를 위해 단계별 소그룹 상담 및 중재 등의 다양한 접근과 생활습관 개선에 대해 근로자가 공감할 수 있는 사내환경 조성이 필요하다.

둘째, 실제 사업장 근로자의 건강증진 프로그램의 효과를 검증하기 위해서 좀 더 장기적인 교육과 지속적인 행위변화 관찰이 이루어져야 하므로 장기적인 실시가 필요하다.

셋째, 근로자의 개별적인 특성에 맞는 접근과 직접적인 예방 행위변화에 초점을 맞춘 체계적인 프로그램이 필요하며 이를 위해 건강증진관련 이론을 틀로 한다면 보다 더 바람직할 것이다.

로 주기적인 검사 실시와 함께 지역사회 중심의 인지기능강화를 위한 체계적인 관리를 실시할 필요가 있다.

인지기능강화 프로그램은 정상 인지기능과 경도 인지장애의 경우 인지기능을 향상시키거나 기능감퇴를 지연시킨다는 연구결과가 제시되고 있어(송미숙, 2008;한주현 등, 2007) 치매로 진단 받기전의 정상노인과 경도인지장애 노인들을 대상으로 한 지역사회 중심의 인지기능강화사례관리 프로그램은 매우 필요하다. 이미 경기도 성남시 분당구 보건소에서는 정상노인과 경도인지장애 노인들을 대상으로 한 집단 인지기능강화 프로그램이 실시되어 그 효과가 증명된 바 있어(송미숙, 2008), 그 프로그램을 농촌지역에서 실시하여 그 효과를 검증하고 이의 확대여부를 결정할 필요가 있기에 본 사업을 실시하게 되었다.

2) 프로그램의 목적

본 사업은 맞춤형 방문건강관리사업의 일환으로 노인의 인지기능을 강화하기 위해서 이미 개발된 프로그램(송미숙, 2008)을 수정 보완한 후, 보건소에 등록된 재가 노인을 대상으로 집단사례관리를 적용함으로써 그 효과를 검증하고 과정분석을 통해 인지기능을 효율적으로 관리하기 위한 지역 특화된 사례관리 매뉴얼을 완성하여 경북지역에 확산함을 목표로 한다. 이는 궁극적으로 노인의 여가활동, 사회적 교류 기회제공을 통한 노인의 인지기능유지 및 증진을 도모하여 노년기 삶의 질을 향상하고 가족의 부담감을 완화하는데 기여할 수 있다. 이를 위한 구체적인 목적은 다음과 같다.

(1) 노인의 인지기능강화를 위한 사례관리 매뉴얼을 개발한다.
(2) 집단 인지기능강화 사례관리 프로그램을 적용한 후 효과를 검증한다.
(3) 사례관리를 통한 매뉴얼 내용의 문제점 파악 및 수정 후 지역 특화된 인지기능강화 사례관리 매뉴얼을 제시한다.

3) 프로그램 적용 및 평가

(1) 프로그램 참여대상

대상자는 경북지역(경주시, 경산시, 성주군) 보건소에 등록된 65세 이상 재가노인(중재집단 45명, 통제집단 42명)으로 인지기능 수준의 다양성과 노인의 사회화 기능을 도모하기 위하여 경로당을 이용하는 노인을 대상자로 선정하였다. 선정된 노인은 KDSQ와 치매 선별검사(MMSE-KC)를 통해 인지 · 신체 기능이 경도 인지기능장애 및 정상으로 판정된 노인이었다.

(2) 프로그램 내용 구성

① 사전 준비

경기도 성남시 분당구 보건소에서 정상노인과 경도인지장애 노인들을 대상으로 집단 인지기능강화 프로그램을 적용한 예(송미숙, 2008)와 노인 인지기능강화를 위한 사례관리와 관련된 국내외 문헌고찰을 토대로 프로그램의 내용을 구성하였다. 프로그램 적용 전에 노인 인지기능 강화 사례관리를 위한 전문 강사교육 및 훈련을 15시간 교육과정으로 이수하였는데 경상북도 도청 담당직원과 대상자가 거주하는 각 지역 보건소의 담당직원을 포함하여 9명이 교육을 받았다. 교육 강사는 분당구 보건소사업을 적용한 경험이 있는 프로그램 책임교수와 담당직원들이 주로 맡았으며, 교육 내용은 이론교육으로 인지기능저하에 대한 이해를 비롯한 사례관리 프로그램 운영 전반에 대한 교육 및 대상자 선별검사 도구에 대한 학습과 프로그램 진행자의 역할에 대한 내용으로 구성하였다. 실습교육은 중재 프로그램에 사용할 교구 제작 및 회기 별 중재 프로그램에 대한 시뮬레이션 실습을 포함하였다.

② 프로그램 제공

프로그램은 주 1회, 각 회당 약 60분씩 12회(프로그램의 효과 측정을 위한 사전, 사후 효과측정 각 1회 포함)를 주 진행자 1명과 보조진행자 4-5명이 아래 내용과 각각의 효과를 기대하여 제공하였다(표 22-1, 그림 22-1).

③ 효과 측정

노인이 인지기능강화를 위해 적용한 사례관리 프로그램의 효과를 확인하기 위해 다음의 도구를 사용하여 검증하였다.

㉠ MMSE-KC

노인의 인지기능을 측정하기 위해 권용철과 박종한(1989)이 한국 노인들에게 사

[표 22-1] 인지기능을 강화하기 위한 프로그램 내용 및 기대효과

회기	프로그램	프로그램을 통한 효과
1	프로그램 참여 동의서, 65세 이상 건강 면접조사, MMSE-KC, 삶의 질 조사	
2	풍선배드민턴, 풍선배구	균형감각 제고, 사회성과 협동심, 집중력 향상
3	지점토 공예	창의적 활동을 통한 자아 성취감과 자기신뢰 향상, 촉지각 발달
4	카테고리 이름대기, 지점토 색칠하기	관찰력, 기억력, 주의집중력 증진
5	탁구공 옮기기, 깡통볼링	공간지각력, 판단력, 계산력, 문제해결능력, 손과 눈의 협응력, 전체 및 부분 운동기능의 향상, 대상자의 성취감 고취, 사회적 교류와 스트레스 해소 촉진
6	양초공예	창의적 활동을 통해 손과 눈의 협응력 제고, 촉각 감지력 증진
7	색 기억하기 1·2, 니스 칠하기	관찰력, 기억력, 주의 집중력 증진
8	고리던지기, 표적 맞추기	균형감각 향상, 만족감과 성취감 향상, 관절운동, 상지 근육운동, 타겟을 조준하는 과정에서 눈과 손의 협응력 제고
9	편지꽂이 함 만들기	촉각 감지력 향상, 시공능력 향상, 생산적인 활동을 통해 자기신뢰성 향상
10	기억했다 이야기하기	관찰력, 기억력, 주의 집중력 증진
11	달력 만들기	소근육 운동능력 제고, 시간 지남력, 시간 기억력 향상, 자기신뢰 향상
12	65세 이상 건강면접조사, MMSE-KC, 삶의 질, 대상자 만족도 및 의견조사	

용될 수 있도록 수정, 보완한 한국어판 치매간이선별검사(MMSE-KC)를 사용하였다. MMSE-KC는 시간 및 장소에 대한 지남력(각 5점), 기억 등록(3점), 주의력(5점), 기억 회상(3점), 언어 기능(6점), 구성능력(1점), 이해력 및 판단(각 1점) 등의 소척도로 구성되어 있고, 최고 30점의 점수로 평가하였다.

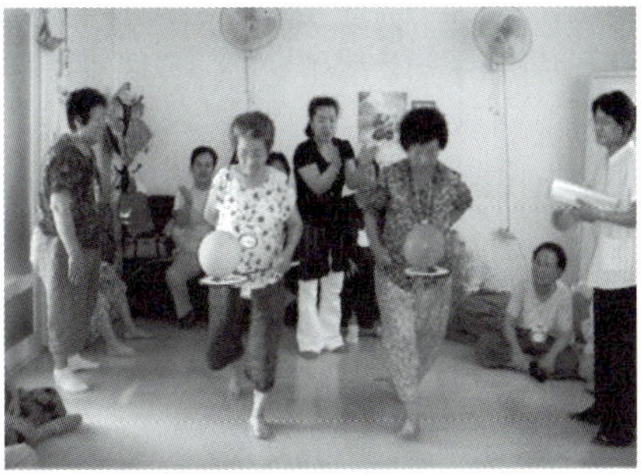

풍선 배드민턴

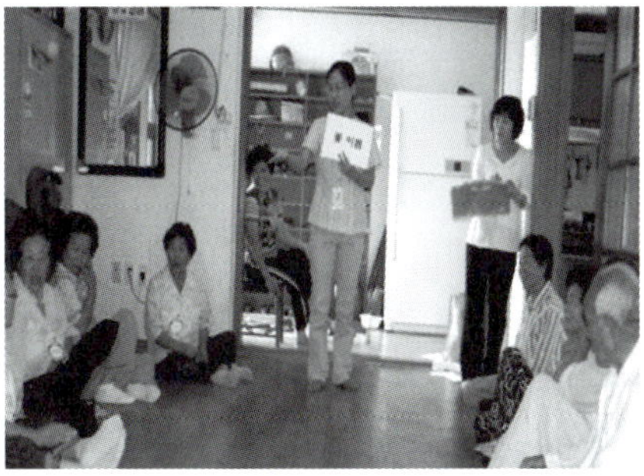

카테고리 이름대기

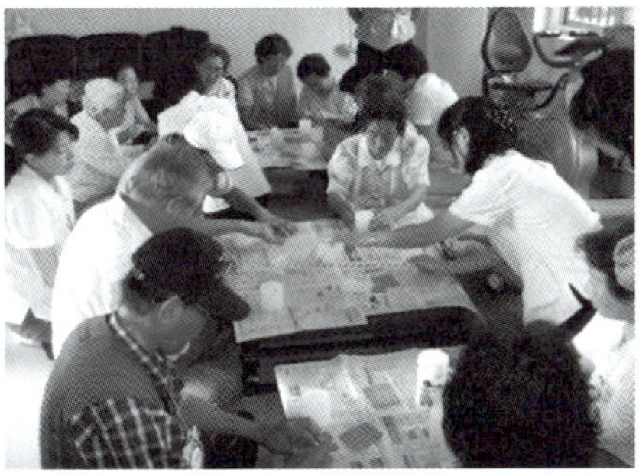

양초공예

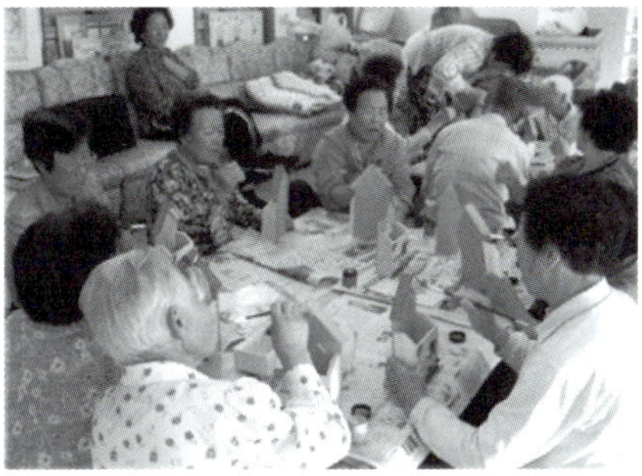

편지꽂이 함 만들기

[그림 22-1] 프로그램 적용 모습

㉡ **우울**(GDS-SF)

노인의 우울정도를 측정하기 위해 Sheikh와 Yesavage(1986)가 제작한 15문항으로 구성된 단축형 우울척도(Short Form Geriatric Depression Scale)를 사용하였다. 단축형 우울척도는 원형 우울척도의 타당도연구에서 가장 우울과 상관관계가 높은 것으로 나타난 문항 15개만을 선택하여 만들어 진 것으로 2점 척도로 구성되어 있다. 점수의 범위는 0점에서 15점까지이며 점수가 높을수록 우울수준이 높음을 의미한다.

㉢ **삶의 질**

맞춤형 방문건강관리사업에서 사용하는 지난 한달 동안의 삶의 질을 측정하는 8문항의 5-6점 척도로 구성된 측정도구를 사용하여 측정하였으며, 점수가 높을수록 삶의 질이 저하됨을 의미한다.

(3) 프로그램 적용 효과

10주간의 인지기능강화 사례관리 프로그램을 실시한 후 인지기능수준의 변화를 측정한 결과, 인지기능(MMSE)은 통제집단에 비해 사례관리를 받은 중재집단에서 인지기능이 유의하게 향상된 것으로 확인되었다. 우울의 경우에도 사례관리를 받은 중재집단의 우울수준이 유의하게 감소된 것으로 확인되었다. 또한 삶의 질도 프로그램 적용 후 통제집단에 비해 중재집단의 삶의 질이 유의하게 향상된 것으로 확인되었다.

4) 프로그램의 강점과 약점

보건소에 등록된 재가노인을 대상으로 경로당에서 실시한 인지기능강화 중재프로그

[표 22-2] 인지기능을 강화하기 위한 수정 프로그램에 대한 제언

회기	프로그램	제언
1	프로그램 참여 동의서, 65세 이상 건강 면접조사, MMSE-KC, 삶의 질 조사	같은 간호사가 사전, 사후 동일인 조사 실시
2	풍선배드민턴, 풍선배구	순서를 바꾸는 것이 좋겠음 → (예) 양초공예, 풍선에 무게를 주는 방안(약간의 물, 젖은 솜 등)
3	지점토 공예	실용성 있는 작품으로(연필꽂이, 꽃병 등)
4	카테고리 이름대기, 지점토 색칠하기	니스 냄새 환기필요
5	탁구공 옮기기, 깡통볼링	볼링 핀을 성인용으로 구입
6	양초공예	미끄럼 주의
7	색 기억하기 1 · 2, 니스 칠하기	
8	고리던지기, 표적 맞추기	투호로 대체 가능, 다트를 좀 더 크게 제작/구입
9	편지꽂이 함 만들기	정원 만들기(미세작업)를 단순화하는 방안모색
10	기억했다 이야기하기	
11	달력 만들기	작품을 개인에게 주기보다, 공공장소에 게시
12	65세 이상 건강면접조사, MMSE-KC, 삶의 질, 대상자 만족도 및 의견조사	같은 간호사가 사전, 사후 동일인 조사 실시

램 적용과정 중 확인된 과정평가를 중심으로 프로그램을 평가하면 아래와 같고 이를 토대로 추후 프로그램 적용을 위해 제안하는 수정 프로그램을 제시하면 [표 22-2]와 같다.

(1) 강점

첫째, 프로그램 시작 전 대상자들과 함께하는 체조, 박수치기, 자신의 생각 발표하기, 노래 부르기 등 도입단계를 거침으로써 프로그램에 임하기 전 대상자들의 주의를 환기시키고 프로그램에 집중할 수 있도록 유도하는 과정이 본 프로그램의 성과에 시너지 효과를 일으킬 수 있었다.

둘째, 12주 사례관리 프로그램을 종료한 후 대상자들 각자에게 수료증을 수여하여 대상자들에게 성취감과 자아존중감을 고취시킬 수 있었다.

셋째, 양초공예, 지점토 만들기, 고리던지기, 표적 맞추기, 깡통볼링 등에 대한 반응은 매우 좋았으며, 달력 만들기는 4명 한 팀이 한 작품을 한 것이므로 작품을 완성하기 위한 분업과 협동심을 향상시킬 수 있었으며, 작품을 가져가기 위한 경쟁심으로 팀 활동이 활발하게 이루어질 수 있었다.

넷째, 기억했다가 이야기하기와 편지꽂이 만들기는 정상군과 경도 인지기능저하군과 뚜렷하게 차이가 나는 프로그램이었다.

(2) 약점

첫째, 사례관리 프로그램 첫 회기(풍선배드민턴, 풍선배구)부터 운동능력을 요하는 활동이어서 프로그램을 처음 접하는 대상자들에게 호응을 얻기 힘이 들었다. 따라서 회기별 프로그램의 순서를 조정하여 진행자와 팀원 간의 친밀감을 형성하고 프로그램에 대한 이해가 된 후 운동요법을 시행한다면 더 효과적일 것이다.

둘째, 편지꽂이 함 만들기는 소 근육 활동이 많고 재료 중 아주 작은 나무토막을 붙여야 하는 경우가 많아 대상자들이 다소 어려워하였다. 편지꽂이 함 만들기를 통해 발달시킬 수 있는 촉각 감지력, 시공능력, 생산적인 활동을 통한 자기신뢰성과 같은 효과를 제고할 수 있는 대체 프로그램으로 전환하는 것도 고려해 볼 필요가 있다.

셋째, 사전, 사후 검사를 시행할 때 같은 간호사가 동일 대상자를 측정하여 측정자간 오차를 줄일 필요가 있었다.

넷째, 건강증진프로그램이 반드시 이론적 틀을 토대로 적용해야 한다는 지나친 강박

❖ 저자 소개

신 윤 희 교수

약력

- 이화여자대학교 간호대학 학사
- 이화여자대학교 대학원 간호학 석 · 박사
- University of Michigan, Ann Arbor 박사 후 과정
- University of Texas, Austin 방문교수
- 현 연세대학교 원주간호대학 교수

저서 및 역서

기본간호학, 건강검진, Mosby's Nursing PDQ 외 다수

관심분야

건강행위 개선을 위한 프로그램 개발, 건강행위 측정도구 개발, 건강증진 관련이론

건강증진 값 16,000원

2009년 8월 31일 1판1쇄 발행
2011년 8월 31일 2판1쇄 발행
2015년 8월 27일 3판1쇄 발행
2024년 1월 30일 4판2쇄 발행

저 자 : 신 윤 희
발행인 : 주 영 일
발행처 : **계 축 문 화 사**

서울특별시 종로구 통일로12길 16-17
우편번호 : 03029
TEL : 735-2257 · 738-9746
FAX : 723-9025
E-mail : gyechuk@hanmail.net
홈페이지 : http://gyechuk.co.kr
1973. 10. 31 등록번호 제300-1973-8호
ISBN 978-89-5629-647-0 93510